Martha Torre
Ángela Aimar
Cecilia De Dominici
María Luisa Stessens

Desmitificando la vejez... hacia una libertad situada

Martha Torre
Ángela Aimar
Cecilia De Dominici
María Luisa Stessens

Desmitificando la vejez... hacia una libertad situada

Una mirada crítica sobre la realidad cotidiana del adulto mayor

PUBLICACIONES UNIVERSITARIAS ARGENTINAS

Impresión
Informacion bibliografica publicada por Deutsche Nationalbibliothek: La Deutsche Nationalbibliothek enumera esa publicacion en Deutsche Nationalbibliografie; datos bibliograficos detallados estan disponibles en Internet en http://dnb.d-nb.de.
Los demás nombres de marcas y nombres de productos mencionados en este libro están sujetos a la marca registrada o la protección de patentes y son marcas comerciales o marcas comerciales registradas de sus respectivos propietarios. El uso de nombres de marcas, nombres de productos, nombres comunes, nombres comerciales, descripciones de productos, etc incluso sin una marca particular en estos publicaciones, de ninguna manera debe interpretarse en el sentido de que estos nombres pueden ser considerados ilimitados en materia de marcas y legislación de protección de marcas, y por lo tanto ser utilizados por cualquier persona.

Imagen de portada: www.ingimage.com

Editor: PUBLICACIONES UNIVERSITARIAS ARGENTINAS es una marca comercial de
Südwestdeutscher Verlag für Hochschulschriften GmbH & Co. KG
Heinrich-Böcking-Str. 6-8, 66121 Saarbrücken, Alemania
Teléfono +49 681 3720-271-1, Fax +49 681 3720-271-0
Correo Electronico: info@svh-verlag.de

Publicado en Alemania
Schaltungsdienst Lange o.H.G., Berlin, Books on Demand GmbH, Norderstedt,
Reha GmbH, Saarbrücken, Amazon Distribution GmbH, Leipzig
ISBN: 978-3-8454-6026-0

Imprint (only for USA, GB)
Bibliographic information published by the Deutsche Nationalbibliothek: The Deutsche Nationalbibliothek lists this publication in the Deutsche Nationalbibliografie; detailed bibliographic data are available in the Internet at http://dnb.d-nb.de.
Any brand names and product names mentioned in this book are subject to trademark, brand or patent protection and are trademarks or registered trademarks of their respective holders. The use of brand names, product names, common names, trade names, product descriptions etc. even without a particular marking in this works is in no way to be construed to mean that such names may be regarded as unrestricted in respect of trademark and brand protection legislation and could thus be used by anyone.

Cover image: www.ingimage.com

Publisher: PUBLICACIONES UNIVERSITARIAS ARGENTINAS
is an imprint of the publishing house
Südwestdeutscher Verlag für Hochschulschriften GmbH & Co. KG
Heinrich-Böcking-Str. 6-8, 66121 Saarbrücken, Germany
Phone +49 681 3720-271-1, Fax +49 681 3720-271-0
Email: info@svh-verlag.de

Printed in the U.S.A.
Printed in the U.K. by (see last page)
ISBN: 978-3-8454-6026-0

Copyright © 2011 by the author and Südwestdeutscher Verlag für Hochschulschriften GmbH & Co. KG and licensors
All rights reserved. Saarbrücken 2011

DESMITIFICANDO LA VEJEZ…
HACIA UNA LIBERTAD SITUADA

Una mirada crítica sobre la realidad del Adulto Mayor

Aimar, Ángela N.M.
De Dominici, Cecilia
Stessens, María Luisa
Torre, Martha I.
Videla, Nora E.

ÍNDICE

PRESENTACIÓN	11
CAPÍTULO 1: LA VEJEZ COMO CONSTRUCCIÓN SOCIAL	17
Concepciones de vejez desde diferentes modelos de estudio	21
CAPÍTULO 2: LAS ACTIVIDADES DE LA VIDA DIARIA DEL AM COMO EXPRESIÓN DE AUTONOMÍA E INDEPENDENCIA	25
Algunas notas descriptivas sobre las ABVD	31
Descubriendo nuevas representaciones sociales sobre las ABVD del AM...	37
Algunas notas descriptivas sobre las AIVD	39
Descubriendo nuevas representaciones sociales sobre las AIVD del AM...	42
CAPÍTULO 3: LAS CAPACIDADES COGNOSCITIVAS EN EL AM COMO POTENCIALIDADES SOCIALES	45
El estudio de las funciones cognoscitivas en los AM	49
Algunas notas descriptivas del perfil cognoscitivo del AM	55
CAPÍTULO 4: LA IMPORTANCIA DE CONTAR CON ALGUIEN	59
La percepción de apoyo social en el AM	59
Algunas notas descriptivas sobre la percepción de apoyo social	63
¿Dónde encuentran los AM el apoyo social?	65
CAPÍTULO 5: UNA VISIÓN SUPERADORA DE LA REALIDAD DEL AM	67
BIBLIOGRAFÍA	71
ANEXOS	79
Anexo I	81
Anexo II	93
Anexo III	99
Anexo IV	111
Anexo V	115

"... siempre se es joven o viejo para alguien. Por ello las divisiones en clases definidas por edad, es decir, en generaciones, son de las más variables y son objeto de manipulaciones (...), la juventud y la vejez no están dadas, sino que se construyen socialmente en la lucha entre jóvenes y viejos"[1].

---

1 BOURDIEU, P. (1997), *Razones prácticas*, Barcelona Anagrama. En MIRANDA, Claudia M., pág. 49

Presentación

Las personas están inmersas en una sociedad que ha protagonizado en sí misma los más gigantescos y vertiginosos cambios y adaptaciones a situaciones disímiles y contradictorias.

Uno de los acontecimientos de relevancia, por los cambios operados, es el *envejecimiento de la población mundial*, en particular de América Latina. La disminución de los índices de fecundidad y el aumento de la esperanza de vida otorgan a este fenómeno una atención particular, y son un reto impostergable para la salud pública[2].

En el caso de Latinoamérica y el Caribe este proceso ha tenido un acelerado crecimiento junto a la pobreza, con marcadas diferencias sociales, económicas y de género, que plantean diversidad en la calidad de vida de las personas y en las oportunidades de desarrollo humano.

Actualmente, el número de personas de 60 y más años que viven en el continente americano es aproximadamente de 91 millones; se proyecta para el año 2020 unos 194 millones, y para el 2025, el 15% o más de la población tendrá o superará los 60 años de edad.[3]

Argentina es uno de los países de Latinoamérica con mayor envejecimiento de la población, con una reducción de los índices de fecundidad y mortalidad, y se espera que en los próximos 50 años la población de 80 años y más represente una cuarta parte de la población total de los mayores. Este proceso de envejecimiento condiciona un cambio en el significado social de la edad, entre la edad cronológica y la real. Según el Censo del año 2001, el grupo de 50 a 64 años representa un 12,5%, y el de 65 y más un 9,4%, haciendo un total de 21,9 %, con una distribución por jurisdicción muy heterogénea.

---

[2] ORGANIZACIÓN PANAMERICANA DE LA SALUD (O.P.S.), *Plan de acción en salud y envejecimiento: los adultos mayores en las Américas, 1999-2002*, 1998, pág. 4.

[3] MALVAREZ, S. y BALANZA, G, *Propuesta de lineamientos para la enseñanza de la enfermería en salud del adulto mayor*, Documento de Trabajo para discusión, Versión 1, Noviembre 2005.

El país comparte con el resto del mundo una misma tendencia: rápida progresión en el crecimiento de la población de adultos mayores (en adelante AM), demanda de cuidados que supera la oferta de proveedores, sostenimiento de la independencia y funcionalidad, disminución de la morbi-mortalidad, apoyo y asesoramiento a la familia del AM y cuidadores, necesidad de enfoques multidisciplinarios, atención a la discriminación, enfermedades crónicas y aislamiento.

En este marco, y con las características sociopolíticas y sanitarias que lo definen como país emergente, presenta las siguientes particularidades en relación directa con los procesos señalados: falta de equidad en la distribución de la riqueza, altos índices de pobreza y desocupación, políticas de salud cambiantes, sistemas de salud fragmentarios y/o no consolidados, superposición de perfiles epidemiológicos, población adulta mayor con recursos económicos escasos para la satisfacción de sus necesidades básicas -incluidas las relacionadas con el mantenimiento de la salud- y lentitud de respuesta desde las políticas gubernamentales a las prioridades de los AM[4].

Como se anticipa, los índices obtenidos en los últimos censos y las proyecciones para décadas venideras en relación al aumento de la población de AM son preocupantes en tanto no se revisen las políticas y se instrumenten estrategias necesarias para la previsión de los escenarios en que los AM van a protagonizar sus experiencias de vida. Ante esta realidad, la Organización Mundial de Salud (en adelante O.M.S.) y la Organización Panamericana de la Salud (en adelante O.P.S.), en diferentes publicaciones, alertan sobre esta tendencia mundial y aconsejan a los países miembros no desatender el tema.

La construcción del mundo actual no ha contemplado el desafío de atender la diversidad y las situaciones de desventaja en las que se encuentra la población de AM respecto de los nuevos procesos sociales y culturales: se ha conformado con super-desarrollar las uniformidades; así, la persona es integrada en tanto se adapta a esas regularidades, o de lo contrario, está expuesta al aislamiento físico y emocional.

Se genera, entonces, la necesidad de enfrentar la paradoja que condiciona la calidad de vida del AM, que puede vivir más pero con desafíos sociales

---

4 O.P.S., FUNDACIÓN JOHN A. HARTFORD. INSTITUTO PARA ENFERMERÍA GERIÁTRICA. FACULTAD DE ENFERMERÍA. NEW YORK UNIVERSITY, *Diálogo global sobre competencias de enfermería en el Adulto Mayor*, Video-Conferencia, Córdoba, 2005.

que no consideran sus potencialidades, que desconocen sus roles, que le restan oportunidades de mantenerse "*activo y autovalente*"[5]. Además, persisten

> (...) mitos, prejuicios y valoraciones negativas respecto de la vejez y el envejecimiento, los cuales obstaculizan el reconocer a las personas mayores como actores sociales importantes para la comunidad, impiden valorar el aporte y la contribución material y social que realizan para mejorar el bienestar de los otros miembros del grupo social al cual pertenecen (...)[6].

En el marco de estas tendencias, se observa en diversas actividades científicas, a nivel nacional e internacional, la preocupación generada por la temática. En la disciplina enfermera se comienza a trabajar sobre las competencias necesarias para el cuidado de este grupo. En el año 2005, los autores de este proyecto fueron convocados para la discusión de un documento sobre "Competencias recomendadas y guía curricular para el cuidado de enfermería geriátrico en el programa de licenciatura" publicado por la Asociación Americana de Facultades de Enfermería y la Fundación John Hartford Instituto para Enfermería Geriátrica, New York University College of Nursing, con la socialización a través de una videoconferencia realizada entre los países participantes: Argentina, EEUU, Chile, Uruguay y Brasil; y otro sobre "Lineamientos para la enseñanza de la enfermería en salud del AM", trabajado por la O.M.S./O.P.S. dentro de su Programa de Recursos Humanos en Enfermería y Técnicos en Salud.

Inaugurando una línea de investigación, un equipo integrado por docentes de las carreras de Enfermería y Psicopedagogía de la Universidad Nacional de Villa María (UNVM) se propuso conocer, mediante un estudio exploratorio-descriptivo, el perfil de AM Jubilados nacionales de la ciudad de Villa María, considerando dimensiones sociodemográficas, de autonomía e independencia en las actividades de la vida diaria, potencialidades cognoscitivas y percepciones sobre apoyo social[7].

El interés del estudio se relaciona con la necesidad de

> (...) promover en la comunidad representaciones sociales que posibiliten configurar actitudes positivas hacia el envejecimiento

---

[5] ZABALA G.; VIDAL G.; CASTRO S., M.; QUIROGA, P. y KLASSEN P., Funcionamiento social del adulto mayor, en *Ciencia y enfermería*, n° XII, 2006, págs. 53-62.

[6] O.P.S., op.cit., 1998, pág. 4.

[7] Aspectos metodológicos, ver Anexo I.

y la población adulta mayor, así como la revisión de políticas sociales y de la salud para la adopción de estilos de vida que conduzcan a un envejecimiento activo (...)[8]

basado en concepciones que rescatan la complejidad de los procesos humanos[9] y definen a la salud como una construcción a partir de una capacidad promovible[10], en escenarios contextualizados, dinámicos y flexibles.

El presente libro vertebra las dimensiones abordadas en la investigación partiendo de considerar los referenciales conceptuales, explicitando los hallazgos de la realidad y revisándolos a la luz de la teoría, reflejando una visión crítica de la vida cotidiana del AM, buscando superar las categorizaciones socioculturales que han definido estereotipos y mitos en torno a la vejez.

Los supuestos que guiaron la construcción del concepto de funcionalidad social se pensaron a partir de considerar que la autonomía del AM es posible observarla y analizarla en función de comprender:

- A la vida cotidiana como emergente de la relación dialéctica que se establece entre las posibilidades físicas y las capacidades cognoscitivas en la realización de las actividades básicas e instrumentales de la vida diaria.

- Que dichas construcciones sólo se configuran en un contexto socio-cultural, posibilitador de apoyo, afecto y contención, no sólo desde las dimensiones materiales y concretas de la vida sino respecto a las representaciones experienciales y subjetivas.

- Que independientemente de la complejidad de sus realizaciones, se rescatan sus potencialidades, en tanto persona hacia su autorrealización.

- Que el AM completa su funcionalidad social si percibe que "cuenta con otro", para sus afectos, sus expresiones y su realización.

A partir de estas consideraciones, se propone redimensionar el cuidado de los AM y situar a la profesión enfermera en una visión transformadora, con el desafío de reflexionar la práctica.

---

8 ARECHABALA MANTULIZ, M. y MIRANDA CASTILLO, C., "Validación de una escala de apoyo social percibido en un grupo de adultos mayores adscriptos a un programa de hipertensión de la Región Metropolitana", en *Ciencia y Enfermería*, n°8, 2002, págs.49-55.

9 MORÍN, E., *Introducción al pensamiento complejo*, Barcelona, Gedisa, 2005

10 VILLALBA, R., *Comunidad y Enfermería*, Córdoba, Brujas, 2000

Para la Psicopedagogía, el análisis de las capacidades cognoscitivas y las posibilidades educativas de los AM permite la revisión de las propuestas formativas dirigidas a esta población, reconociéndolas como las que, en algunos casos, sostienen el desarrollo activo y creativo, mejorando las condiciones de vida autovalente.

La segunda parte del libro abordará, mediante un estudio cualitativo fenomenológico, las vivencias de los AM en la complejidad de su vida cotidiana, interpretando las potencialidades que se despliegan en la construcción de sus propios proyectos de vida.

Capítulo 1

La vejez como construcción social

No existe claridad ni consenso en el uso universal de las definiciones categóricas de *viejo, tercera edad, mayor, geronte...* porque son cimentadas según la cultura, el género, las experiencias y vivencias de las personas[1].

Aunque se hayan realizado esfuerzos para categorizar a las personas con un criterio cronológico, la realidad muestra que no hay un punto de inflexión único para establecer el comienzo o fin de una etapa vital. Las categorizaciones, lejos de contribuir positivamente, han significado estigmatizaciones, a partir de etiquetas, prejuicios y estereotipos asignados a las personas. Podrían citarse numerosas caracterizaciones de las personas en torno a la vejez, dependiendo del contexto temporo-espacial en que se proponen y del paradigma que guía sus supuestos[2]. Algunas concepciones de la vejez consideran que la enfermedad y el deterioro físico no pueden separarse de esta etapa de la vida; esta visión asocia vejez con enfermedad. Sin dejar de lado que la biología es un factor importante asociado al envejecimiento, la persona es además un ser cultural, que vive en interacción con un entorno determinado por múltiples factores que explicarán las distintas formas de expresión y concepción que tienen las sociedades sobre este proceso.

Es importante diferenciar *el envejecimiento como proceso, del proceso del envejecimiento*. El primero, o envejecimiento normal, hace referencia a los cambios biológicos universales propios del ciclo vital de la persona, sin ser afectado por el entorno y las enfermedades; el segundo, está influenciado

---

1   ORGANIZACIÓN MUNDIAL DE LA SALUD (O.M.S.). *Hombres, envejecimiento y salud. Conservar la salud a lo largo de la vida*, Grupo de estudio de enfermedades no transmisibles y salud mental, Departamento de prevención de enfermedades no transmisibles y promoción de la salud, Unidad Envejecimiento y el curso de la vida, 2001.

2   ODDONE, M. y AGUIRRE, M., "Ochenta y más: los desafíos de la longevidad", en MOLINA, S. (compiladora), *Aspectos Psicosociales del Adulto Mayor. Salud Comunitaria, Creatividad y Derechos Humanos*, Lanús, Ediciones de la UNLa, 2004, pág. 63.

por los estilos de vida, el contexto socio-histórico y las experiencias vitales únicas e irrepetibles de cada persona.

La O.M.S. propone, a fines del siglo XX, el concepto de *envejecimiento activo*, como superador del de *envejecimiento saludable*, definiéndolo como

> el proceso por el cual se optimizan las oportunidades de bienestar físico, social y mental durante toda la vida, con el objetivo de ampliar la esperanza de vida saludable, la productividad y la calidad de vida en la vejez[3].

El término *activo* referencia una participación continua del AM en temáticas relacionadas con lo cultural, político, económico, social y cívico/ciudadano, y no sólo estar físicamente dinámico y productivo. Esto significa repensar el rol de esta población en las sociedades modernas, fomentando capacidades para la autoestima, la toma de decisiones, el control y confianza en sí mismos, es decir, dignificar su vida cotidiana respetando sus derechos, autonomía y libertad para elegir e intervenir sobre los recursos y decisiones que lo afectan, en lo individual y colectivo.

La 2da Asamblea Mundial sobre el Envejecimiento (Madrid, abril 2002) aprobó un Plan Internacional de Acción, rectificado con posterioridad por la Organización de las Naciones Unidas (ONU), con consenso internacional, que persigue como propósito que los gobiernos y las sociedades puedan dar respuestas a las necesidades de las poblaciones que envejecen, además de promover la figura de las personas mayores como recurso vital para todas las sociedades[4].

En los antecedentes relacionados al estudio de los procesos de envejecimiento de la población se encuentran dos perspectivas de análisis: la biológica y la social. A la primera, tradicionalmente, le ha interesado el estudio de los deterioros, discapacidades y consecuencias de enfermedades relacionadas al proceso de envejecimiento los que han dado marco al diseño de estrategias de abordaje asistencialistas, con énfasis en la enfermedad.

---

3   O.M.S., *Salud y envejecimiento*, Un documento para el debate, Versión preliminar, 2001.

4   O.M.S., *Acta 55ª Asamblea Mundial de la Salud. Envejecimiento y Salud*. A55/17, Punto 13.12 del orden del día provisional, 2002.

La segunda, ve a la vejez con sus dependencias como producto de las políticas sociales no siempre publicadas[5] y se preocupa por una mirada desde la funcionalidad del AM y los procesos de promoción de la calidad de vida de este sector de la población, inscriptos en un paradigma diferente del anterior. Desde esta perspectiva, *"el AM sano"*[6] es aquel capaz de enfrentar el proceso de cambio con un nivel adecuado de adaptabilidad funcional y satisfacción personal. La independencia funcional o funcionalidad no es otra cosa que la capacidad de cumplir o realizar determinadas acciones, actividades o tareas requeridas en el diario vivir. Aquí es donde los conceptos de *independencia y autonomía* pasan a ser fundamentales y se relacionan con los factores de calidad de vida para este grupo de edad. La *independencia* es entendida como la capacidad de desempeñar las funciones relacionadas con la vida diaria, recibiendo poca o ninguna ayuda de los demás; y la *autonomía*, como la capacidad de tomar decisiones por sí solos y afrontar las consecuencias de ello de acuerdo a preferencias propias y a los requerimientos del entorno.

La globalización de los procesos;

> (...) la fragmentación de la historia colectiva, que soslaya el valor de la memoria social y desvaloriza los cuerpos de conocimiento cultural que aportan las tradiciones; la rápida obsolescencia tecnológica y la aparición de nuevas formas de analfabetismo instrumental, afectan particularmente a los mayores, quienes progresivamente quedan desplazados de los recursos culturales y cognitivos necesarios para interactuar cotidianamente (...)[7].

Algunas tendencias hedonistas del mundo actual también postergan al AM y lo marginan cuando requieren cuidados y los alejan del disfrute familiar y social.

Occidente, y sus políticas neoliberales, considera los saberes y habilidades del AM como anticuados para la época, propicia a través del rito jubilatorio la "incapacidad de ver" a estas personas, condenándolas al olvido familiar y social, a la difamación social y a miserias y pobrezas en sus condiciones de vida. Otras culturas, en cambio, no marginan ni excluyen al viejo, sino

---

5 ZABALA G.; VIDAL G.; CASTRO S.; QUIROGA, P. y KLASSEN P., *Funcionamiento social del adulto mayor*, págs., 53-62

6 O.M.S., *Envejecimiento activo: un marco político*, Revista Española de Geriatría y Gerontología, Agosto, 2002.

7 Ibidem, pág. 7.

que consideran *"la vejez como una etapa privilegiada del 'círculo inacabable de la vida'"*[8].

Fericgla opina que, simbólicamente, la cultura del anciano actúa como una "auténtica anticultura", y que las contradicciones sociales y culturales de Occidente, evidencian factores culturales que van más allá del viejo y afectan a la sociedad toda. "(...) *El rechazo de la vejez se manifiesta de modo distinto según cada formación cultural, pero está siempre presente* (...)"[9]. Pareciera en forma implícita que el AM, para una sociedad "que hace un culto a la juventud y la homogeneidad estereotipada", refleja parte de lo que no quiere ser, ni ver, ni sentir.

Desmitificar las etiquetas con que se han rotulado a los AM, contribuye a superar los prejuicios, resignificar el rol social y reconocer que, independientemente de las formas de vida experimentadas, también se debe tener el derecho a elegir y disfrutar del envejecer.

En los países en desarrollo, donde el proceso de envejecimiento ha sido más rápido y reciente, las condiciones socioeconómicas e históricas no han permitido adoptar medidas suficientes para cubrir las necesidades de la población en cuestión. En muchos países la escasez de los servicios de salud, la reducida cobertura de los planes de pensión y la exclusión del mercado laboral formal alertan sobre la existencia de un segmento de la población envejecida que no tiene acceso a mecanismos institucionales para satisfacer sus necesidades.

Las diferentes culturas occidentales observan la vejez desde modelos de "deterioro", anclados en una visión biologista en relación a las capacidades que se van perdiendo con la edad. La representación social sobre la misma se relaciona con estereotipos que han rotulado de incapaz (relativo o absoluto) al AM, buscando asistirlo con un consecuente "desvincularse de la realidad" asociado a la institucionalización.

Existen estudios realizados por Rowe y Khan en 1997, en la McArthur Foundation Research Network, que demuestran que las características sociodemográficas de la persona son un indicador predictivo de su estado de salud. En España, un estudio realizado por Fernández Ballesteros y

---

8   MIRANDA, C., (ed.), *La ocupación en la vejez. Una visión gerontológica desde Terapia Ocupacional*, 2da Ed., Mar del Plata, Ediciones Suárez, 2005, pág. 49.

9   Ibidem, pág. 49.

otros, en 1996, demostró que la educación también es un dato relacionado con la salud de la población[10].

> "(...) *Comprometernos con los viejos significa (...)construir entre las distintas generaciones nuevas formas identitarias solidarias y participativas (...)*"[11].

Concepciones de vejez desde diferentes modelos de estudio

La sociedad le ha asignado múltiples significados al rol del AM. A lo largo de la historia, la definición de "vejez" está siempre ligada al contexto cultural y situacional en donde se produce el fenómeno. Es así que el concepto de envejecimiento humano se ha caracterizado, en gran parte, por la desesperanza. La imagen del envejecer, acompañada por las elevadas tasas de enfermedad y senilidad entre los AM suele dar como resultado sombrías expectativas en sociedades donde predomina el concepto de AM vinculado con su alejamiento del proceso productivo y del desempeño de roles poco significativos.

En las circunstancias históricas y sociales confluyen y conviven distintas apreciaciones con respecto al hombre y al mundo que lo condicionan, asimismo existen marcos teóricos y métodos diversos que se usan para estudiar el desarrollo humano. De este reflexionar epistemológico surgen como más representativos algunos modelos que a continuación se describen:[12]

1. *Modelo mecanicista.* Fundamentado en una orientación epistemológica empirista (Locke, Hume), concibe al ser humano como una máquina cuya conducta puede ser explicada en términos de causalidad eficiente, pudiéndose llegar a una predicción absoluta. El individuo reacciona según las causas externas que influyen sobre su comportamiento y se niega la

---

10   FERNÁNDEZ BALLESTEROS, "Vejez con éxito o vejez competente: un reto para todos", en *Ponencia de las IV Jornadas de la AMG: Envejecimiento y Prevención*, Barcelona, AMG, 1998.

11   MIRANDA, C., *La ocupación de la vejez*, pág. 52.

12   CORNACHIONE LARRINAGA, M., *Psicología del desarrollo. Vejez. Aspectos biológicos, psicológicos y sociales*, Córdoba, Brujas, 2006, pág.41.

actividad intrínseca del mismo. Aquí surge la noción de desarrollo, que sin duda es descriptiva entendiendo que los cambios que se producen en los individuos son resultado del aprendizaje, a partir de sus experiencias.

Los supuestos centrales de este modelo priorizan todo aquello que puede ser observado y que forma parte de la estructura externa del ser humano; lo micro por sobre lo macro y que las conductas observables son reflejo del comportamiento humano, por lo que edad cronológica no es relevante. *"(...) de aquí se deriva que se podrían programar los cambios evolutivos siempre que se conozcan los estímulos que los provocan y los refuerzos que los consolidan (...)"*[13].

Desde este modelo, *"(...)la vejez no es reconocida como un proceso de desarrollo, por el contrario, resulta ser fruto de los cambios de comportamientos producidos por aprendizajes y/o frutos de él (...)"*[14]. Esto demuestra que desde el campo disciplinar de la enfermería, el AM cumple un rol pasivo en cuanto al cuidado, dependiendo de la ayuda de otros para lograr su independencia. Lo orgánico prima en las intervenciones y lo mental aparece fragmentado de lo físico y hasta a veces inexistente.

2. *Modelo organicista*. Fundamentado en una epistemología racionalista o innatista (Rousseau y Kant), concibe al individuo como un organismo, un ser activo y organizado donde el todo es más que la suma de sus partes, y le da sentido a cada una de ellas. Para este modelo la actividad es el motor necesario para generar una diferenciación continua y progresiva hacia etapas superadoras, cualitativamente diferentes.

El desarrollo es innato a la naturaleza humana, y es el reflejo de los cambios estructurales producidos en las distintas etapas evolutivas. Es regulado por leyes universales, que no considera aspectos culturales del individuo.

Esta visión considera que el cuidado enfermero incluye al entorno, aparece la intervención de la familia, el rol del AM es activo, podría hablarse de auto cuidado, y del reconocimiento de las potencialidades del AM para el logro de esto. Lo mental y lo orgánico son dos entidades separadas.

> Las teorías fisiológicas del envejecimiento guardan relación con algunos postulados organicistas. Para este modelo, una vez que se

---

13   OCHOA, M., *Introducción a la Psicología del desarrollo*. En http://www.apsique.com/wiki, 10 de agosto de 2009.

14   Op.Cit., pág. 42.

han alcanzado ciertas pautas de maduración, sólo se presentaría a continuación un declinar de aptitudes y comportamientos, hecho que estaría indicando que se avecina o enfrenta el derrumbe que se observará en la vejez[15].

3. *Modelo contextual-dialéctico.* Este modelo sostiene la interacción dialogal mutua entre el individuo y el entorno, y la superación de los conflictos que ésta genera como ejes del desarrollo humano. Éste implica una diversidad de dimensiones y direcciones asociadas al ciclo vital de la persona, condicionados por la genética, la historia y factores socio-culturales, que generan cambios tanto cuantitativos como cualitativos.

El envejecimiento termina siendo el producto de la interacción persona-entorno y lo importante es la adecuación entre ambos, donde la vejez resulta ser una realidad cambiante, modificable dentro de entornos históricos y sociales dinámicos, determinados, influidos y modificados, a su vez, por los seres humanos.

Este paradigma representa un cambio de visión sin precedentes, propone a las disciplinas humanísticas un enfoque social, comprendiendo al AM en su globalidad, en interacción con su entorno, protagonista activo en la toma de decisiones con respecto a su salud y a su cuidado.

En conclusión, existe una visión lineal y unicausal que ha dominado las ideologías y la formación en el curso de este último siglo. Las disciplinas -enfermera y psicopedagógica- no han escapado a esta influencia, por lo que es menester que reflexionen críticamente su práctica profesional para dar respuestas a las necesidades y prioridades de los AM, en su vida cotidiana.

---

15 CORNACHIONE; LARRINAGA, M., *Psicología del desarrollo...*, Op. cit., pág. 44

Capítulo 2

Las actividades de la vida diaria del AM como expresión de autonomía e independencia

Las personas, a lo largo de su vida, van construyendo su identidad particular y única en la cotidianidad. El hombre realiza actividades que sólo a partir de la *"abstracción de su contenido concreto"*[1] pueden reconocerse comunes o no a la de otros hombres.

Muchas de las actividades que las personas realizan están directamente relacionadas con los aspectos de su naturaleza, que le permiten *"conservarse como ente natural"*[2]; otras, en cambio, las relacionan con otros hombres, es decir, con la sociedad.

En cada tiempo y sociedad se van generando los cambios que, microscópicamente y de manera casi imperceptible, se revelan en la configuración del mundo social en que la persona vive. Según el grado de complejidad de la sociedad, ésta provee de cosas y sistemas concretos de uso para el desarrollo de la vida de las personas. El aprendizaje y la capacidad de uso es lo que va permitiendo que la persona se apropie de ese mundo más inmediato y ejercite capacidades, continua y repetidamente[3].

Esto describe una continuidad absoluta. Pero en la realidad, a veces ocurren situaciones en las que la vida cotidiana se configura de un modo relativamente diferente; por ejemplo, ante una enfermedad o durante las vacaciones. Cuando la persona se restablece o regresa de sus vacaciones, todo continúa realizándose como antes[4].

---

1 HELLER, A., *Sociología de la vida cotidiana*, 5ª ed., Traducción de J.F. Yvars y E. Pérez Nadal, Barcelona, Península, 1998, págs. 19-25.
2 Ibidem, págs. 19-25.
3 PICHÖN RIVIERE, E., *Crítica a la vida cotidiana*, Ediciones Cinco, 1989.
4 HELLER, A., *Sociología de la vida cotidiana*, Op. cit.

Las "condiciones concretas de existencia" del hombre revelan sus *"condiciones de ser vivo y en consecuencia, de sujeto de necesidades en intercambio con el medio"*[5].

La vida humana, compleja y riquísima por sus múltiples matices y significados se expresa en actividades que buscan la supervivencia a través de la repetición diaria sumando aquellas instrumentales que participan en los procesos de sociabilización, adquiriendo valor simbólico según la etapa vital, la historia, la cultura y el estatus social de la persona que las realiza[6].

> A la cotidianidad subyace, entonces, el tipo de relación que los hombres guardan con sus necesidades. Se desarrolla a partir de las modalidades de reconocimiento de éstas, su encodificación, las formas de satisfacerlas, las metas socialmente disponibles para esas necesidades[7].

Según Leininger, la persona *"no puede ser separada de su bagaje cultural. Sus expresiones y estilo de vida reflejan los valores, las creencias y las prácticas de su cultura"*[8], las que moldean las actividades que desempeña para la satisfacción de sus necesidades en la cotidianidad.

Las acciones que se emprenden para satisfacer las necesidades básicas en la vida diaria han sido objeto de valoración en la práctica enfermera respecto a la autonomía e independencia de las personas; han fundamentado el quehacer enfermero desde diversos modelos conceptuales y grandes teorías; constituyen la expresión de una organización de la vida en torno a actividades socialmente aprendidas, ligadas a tecnologías y a técnicas que hacen más eficaces la satisfacción de las necesidades con una raíz cultural y científica en la sociedad que las contiene.

Orem, en sus requisitos universales de autocuidado, define las actividades esenciales para satisfacerlos. Para la realización de tales actividades se requieren habilidades aprendidas y contextualizadas en un tiempo y en espacio específicos.[9] El entorno familiar y social constituye una fuente de

---

5 PICHÖN RIVIERE, E., *Crítica de la vida cotidiana*, op. cit.

6 MORUNO MIRALLES, P. y ROMERO AYUSO, D., *Actividades de la vida diaria*, Barcelona, Masson, 2006, pág. 35.

7 PICHÖN RIVIERE, E., *Crítica de la vida cotidiana*, op. cit.

8 KÉROUAC, S. y Cols., *El pensamiento enfermero*, Barcelona, Masson, 2005.

9 Universidad Nacional de San Luis, Facultad de Química, Bioquímica y Farmacia, Carrera de Enfermería, *Proyecto Salud, Autocuidado y Apoyo Social del Adulto Mayor en la comunidad de*

recursos para la satisfacción de dichos requisitos y para el desarrollo de la funcionalidad del AM.

Roper, Logan y Tierney[10] presentaron un modelo con factores que incluían las actividades de la vida diaria en un continuo de dependencia-independencia a lo largo de toda la vida de la persona. *"El modo en que cada persona realiza una actividad vital contribuye a la individualidad vital"*[11] lo que define su estilo particular *"para atender a sus actividades vitales de acuerdo con el momento en el que se encuentra"*[12].

Henderson basa su filosofía enfermera en la ayuda a la persona hacia la búsqueda de la independencia y autonomía.[13] Las actividades para el cuidado propio y para las interacciones con el entorno enriquecen las experiencias vitales de una persona en tanto su autocuidado, movilización y comunicación con otros, promueva su autonomía y su desarrollo como persona, fortalezca lazos afectivos y genere sentimientos de pertenencia a una cultura, en relación directa al bienestar y la calidad de vida[14].

Se pueden distinguir dos dimensiones en el significado cultural que se otorga a una actividad. En lo social, a partir de una construcción pública y social, regula el cómo y el cuándo se desempeñan. En lo individual-subjetivo, construidas a partir de la experiencia de cada persona, enlazando la historia personal y familiar, expresan la identidad personal, la singularidad y la diferenciación entre personas en un contexto socio-cultural determinado.

Lalive d'Espinay y Cols proponen tomar como criterio para definir a los ancianos o AM como grupo, el estado funcional de la persona evaluado mediante indicadores de las actividades de la vida diaria expresado en nivel de autonomía y potencialidades[15].

San Luis, 2007-2008.

10   Roper, N.; Logan, W.; Tierney, A., *The elements of nursing: a model for nursing baset on a model for living*, 4ª edición, Edimburgo, Churchill Livingstone citado en MARRINER-TOMEY, A. y ALLIGOOD, M.R. *Modelos y teorías en enfermería*. 5° ed. Madrid, Elsevier Mosby. pp. 366-7. (2003)

11 Ibidem, pág. 65-66.

12   MARRINER-TOMEY, A. y ALLIGOOD, M.R. op cit pág. 54, (2007)

13   Ibidem, 2007.

14   MORUNO MIRALLES, P. y ROMERO AYUSO, D., *Actividades de la vida diaria*, op. cit.

15   LALIVE DÉSPINAY, C. y otros: "¿Cómo definir la edad muy avanzada?. Criterio de edad cronológica o edad sociofuncional", en Año Gerontológico, 1998. Citado por ODDONE, M. y

En estos términos, no pueden apreciarse diferencias cronológicas por sí solas entre las personas. La funcionalidad expresa la edad social de una persona en consonancia con el resto de las dimensiones implicadas en la edad;

> (...) de su estado funcional, se deduce tanto lo que su entorno y la sociedad esperan de él (corresponde a la definición sociológica del rol), como lo que él mismo tiene derecho a esperar de su entorno y la sociedad (corresponde a la definición de estatuto social)[16].

La expresión concreta de la funcionalidad es la autonomía en la vida cotidiana. Etimológicamente, *"el término autonomía proviene de los vocablos griegos auto y nomos (ley) y quiere significar la facultad humana para gobernar las propias acciones, la propia vida"*[17].

El análisis de la autonomía en los AM implica que se reconozca a una persona que puede realizar actividades en su vida diaria, con la capacidad también de poder decidir cómo vivir, involucrando gustos, preferencias, expectativas y creatividad. Se observa frecuentemente que por el rótulo de dependiente en algunas actividades que se impone a las personas, pareciera habilitar a familiares e instituciones a decidir y elegir el modo de vida del AM deteriorando, consecuentemente, las potencialidades y capacidades; incrementando las dificultades, los desapegos, las tristezas y el aislamiento[18].

Respecto a la independencia, ésta incluye el acceso a la alimentación, vivienda, vestimenta y atención de salud adecuados, mediante ingresos, apoyo de sus familias y comunidad; y la autosuficiencia relacionada con la oportunidad de tomar decisiones sobre las cuestiones laborales, la continuidad en la educación, el lugar donde habitar en función de sus preferencias individuales y sus capacidades[19].

AGUIRRE, M., "Ochenta y mas...",op. cit., pag. 65

16 Ibidem, pág. 65.

17 SÁNCHEZ LÁZARO, A. y PEDRERO GARCÍA, E., *Intervención socioeducativa con personas mayores: nueva realidad del siglo XXI*, Red de integración especial, 2000.

18 La Asamblea General de las Naciones Unidas definió los principios a favor de las personas de edad: la independencia, la participación, los cuidados, la autorrealización y la dignidad, 1999.

19 FRANCO, L., "Derechos humanos para los viejos", en MOLINA, S.(comp.), *Aspectos Psicosociales del Adulto Mayor...*, Op. cit., pág. 110

Para ponderar las capacidades y nivel de independencia, considerando las diferencias culturales, sociales y personales de los AM, se han desarrollado escalas e instrumentos que valoran las actividades de la vida diaria. Entre ellos podemos citar los desarrollados por Barthel y por Katz que se han validado en diferentes contextos y se utilizan en evaluaciones interdisciplinares, ya que incluyen actividades que en la vida cotidiana las personas realizan para la satisfacción de las necesidades.

Las actividades de la vida diaria pueden definirse conceptualmente como *"el conjunto de operaciones o tareas propias de una persona realizadas con la finalidad de mantener en óptimas condiciones el aspecto orgánico y personal"*[20].

La mayoría de los estudios realizados en relación a las actividades básicas de la vida diaria (ABVD) y las actividades instrumentales de la vida diaria (AIVD) en los AM hacen referencia a la dependencia encontrada entre los sujetos del estudio, considerando escasamente las características de quienes se conservan independientes y autónomos, con potencialidades que les permiten adaptaciones constantes hacia el logro de la funcionalidad.

En un estudio comparativo llevado a cabo en siete ciudades de América Latina y el Caribe revela que las variables que mostraron una asociación directa con dificultades para realizar ABVD y AIVD en los AM que participaron, estuvieron relacionadas a enfermedades no transmisibles, cardiovasculares o articulares, junto a edad más avanzada, ser mujer, evaluar la salud propia como mala, tener deterioro cognoscitivo y padecer de depresión. Las asociaciones más fuertes se encontraron en torno a la realización de las AIVD y cómo son las primeras en aparecer, se presentó la recomendación de generar estrategias para el seguimiento y la detección temprana del deterioro en el desempeño[21].

---

20 MACÍAS, J., et al., *Reminiscencias y calidad de vida en la población anciana*, Metas, nº 43, marzo 2002, págs.6-11.

21 MENÉNDEZ, J.; GUEVARA, A.; ARCIA, N; LEÓN DÍAZ, E.; MARÍN, C. y ALFONSO, J. C., "Enfermedades crónicas y limitación funcional en adultos mayores: estudio comparativo en siete ciudades de América Latina y el Caribe", *Rev. Panam Salud Pública*, nº, 17, mayo-junio 2005, págs. 353-361.http://www.scielosp.org/scielo.php?script=sci_abstract&pid=S1020498 92005000500007&lng=es&nrm=iso&tlng=es

En la misma línea de trabajo, otro estudio[22] realizado en México, revela que los grupos con mayor dependencia los constituían mujeres de más edad, con padecimiento de enfermedades crónicas y experiencias dolorosas en mayor frecuencia. Muestra también una relación estadísticamente significativa de la dependencia con el analfabetismo, la soltería y la viudez.

En tanto, en Colombia[23] se llevó a cabo un trabajo que determinó la importancia relativa que tiene para los AM sentirse capacitados para realizar sus actividades cotidianas, ya que les proporcionan un mayor grado de independencia y mejora su autoestima; en este sentido, se encontró cómo el 96% está capacitado para realizar las actividades básicas cotidianas (ABC) físicas, el 90% las ABC sociales y el 80% las ABC instrumentales.

En México[24], otro reporte de investigación sobre el perfil del AM residentes en San Luis de Tlaxialtemalco define la funcionalidad de dichas personas determinada por la posibilidad física e intelectual para la realización de las actividades básicas e instrumentales de la vida diaria.

Un estudio realizado en España[25] sobre el nivel de autonomía de las personas mayores ha permitido encontrar, también, diferencias según sexo respecto a los niveles de dependencia o autonomía. Las mujeres que viven en residencias presentaron, en promedio, menos autonomía que los hombres en las mismas condiciones. A su vez, dicha autonomía estaba afectada por las capacidades para "lavarse y bañarse", "caminar", "subir

---

22 DORANTES-MENDOZA, G.; ÁVILA-FUNES, J.; MEJÍA-ARANGO, S.; GUTIÉRREZ ROBLEDO, L., "Factores asociados con la dependencia funcional en los adultos mayores: un análisis secundario del Estudio Nacional sobre Salud y Envejecimiento en México, 2001", *Rev. Panam Salud Pública*, nº 22, julio 2007, págs.1-11. http://www.scielosp.org/scielo.php?script=sci_abstract&pid=S102049892007000600001&lng=es&nrm=iso&tlng=es

23 CARDONA ARANGO, D.; ESTRADA RETRESPO, A. y AGUDELO GARCÍA, B., "Aspectos subjetivos del envejecimiento: redes de apoyo social y autonomía de la población adulta mayor de Medellín", *Revista Invest Educ Enferm*, nº XXI, Colombia, septiembre 2003, págs. 80-91.http://tone.udea.edu.co/revista/html/modules.php?op=modload&name=Sections&file=index&req=listarticles&secid=42

24 REYES-AUDIFFRED, V.; ARIAS MERINO, E.D.; SIBAJA-TRINIDAD, L.M. y LEITÓN-ESPINOZA, Z.E, "Perfil del adulto mayor de San Luis de Tlaxialtemalco en México, D.F. 2003", *Enfermería Universitaria*, Nº 3, Vol. 1, setiembre-diciembre 2004, págs. 6-12.

25 FERNÁNDEZ MÉNDEZ, R; PEÑAS MALDONADO, M. y DÍAZ PIEDRA, C., "Bienestar autopercibido y nivel de autonomía de las personas mayores y su relación con el lugar de residencia", *Metas de Enfermería*, nº 10, diciembre 2007/enero 2008, págs. 65-71.

y bajar escaleras" y "entrar y salir de la ducha". La media respecto a los subíndices de autocuidado y movilidad también presentaron diferencias por sexo, siendo menores los valores para las mujeres en residencias o con atención domiciliaria; sólo en los casos que no recibían atención domiciliaria, los hombres presentaron menores capacidades que las mujeres. Excepto entre los hombres que requieren atención domiciliaria, las limitaciones en las capacidades son mayores para la movilidad que para el autocuidado.

Otro estudio[26] muestra que el nivel de dependencia en la realización de las AVD constituye un factor importante en la realización de actividades culturales y de ocio, muchas veces condicionado, no por limitaciones a nivel funcional o cognitivo, sino porque no se les permite ni se les facilita su realización. El AM parece ajustarse a expectativas de desvalimiento personal que presenta el entorno social.

Algunas notas descriptivas sobre las AVD

Del total de la muestra[27], el 63% (188 AM) presenta *independencia o autonomía total* en la realización de sus ABVD, habiendo obtenido un puntaje de 100 para la Escala de Barthel.

Un 13% (38 personas) han alcanzado un puntaje de 98, es decir, *independencia en las ABVD menos en 1*, ya que en sólo una actividad *requiere supervisión y ayuda mínima de un acompañante o familiar*. Las ABVD en las que requieren dicho apoyo son las siguientes: 35 de ellos (92%) requieren *supervisión* para *subir y bajar escaleras* por seguridad; el 60% son mujeres y la mayoría de estas personas tienen entre 65 y 84 años.

Los tres casos restantes presentan necesidades de *supervisión y acompañamiento* en el *baño personal*; por *incontinencia intestinal ocasional* y en la *deambulación pedestre* (fuera de la casa, ya que tiene tendencia a perderse temporoespacialmente)

En la categoría de independencia en algunas ABVD pero con requerimientos de ayuda en otras, encontramos a 11 personas (4%) de las cuales la mayoría requiere ayudas mínimas o supervisión en diferentes

---

[26] PIÑOL TORELLÓ, M., "Actividades culturales y de ocio en la población mayor institucionalizada", *Metas de Enfermería*, nº 9, mayo 2006, págs. 14-20.

[27] Ver Anexo III, tabla nº 16

actividades de autocuidado y movilidad funcional, especialmente las de traslación y para subir y bajar escaleras por amputación de sus miembros inferiores, aunque son independientes en la deambulación en silla de ruedas. Sólo dos presentan dependencia total en la deambulación y en el ascenso y descenso de escaleras asociada a debilidad muscular, pero mantienen independencia en otras actividades.

La *dependencia en varias ABVD* estuvo presente en sólo cuatro casos (1%), desde requerir *supervisión y ayuda, mínima o total,* hasta la necesidad de *suplencia* cuando las personas no participan en ningún aspecto ni momento de la realización de las actividades de *autocuidado y movilidad.*

La *dependencia severa* se observa en dos casos en los que se agrega fundamentalmente una *dependencia total* en la traslación sillón/cama y en la deambulación, tanto pedestre como en silla de ruedas. Respecto a los *autocuidados* (alimentación, higiene y vestido) se encontraron diferencias según los deterioros presentados en sus patrones individuales de respuesta.

Del total de la muestra, sólo tres AM presentan *dependencia total,* uno postrado totalmente en cama y los dos restantes dependientes de una silla de ruedas para su deambulación, ya que alguien los debe impulsar para trasladarse, y son incapaces de participar en cualquier tipo de actividad de su vida diaria.

El análisis de los estadísticos[28] presenta una media de 94 puntos para la distribución muestral. La mediana y el percentil 75 corresponden a 100 puntos, mientras que el percentil 25 corresponde a 98 puntos; de esto se desprende que el 75% de la muestra ha alcanzado un puntaje mayor de 98 puntos. La moda en el nivel de autonomía en las ABVD, sin distinción de edad, es la independencia total, es decir, la puntuación de 100, que obtuvo el 63% de toda la muestra (188 sujetos). El rango recorre los 100 puntos de la escala.

Respecto a la distribución según edad[29], el mayor porcentaje de personas con independencia total se registra en el intervalo de 70 a 74 años, levemente debajo de la media de la muestra (75 años). La moda en las ABVD, en los grupos etáreos de 60 a 84 años, es independencia total. Se observa que entre 70 y 84 años no hay ninguna persona con dependencia

---

28   Ver Anexo III, tabla n° 17

29   Ver Anexo III, tabla n° 18

total. El mayor porcentaje de dependientes se concentra en el grupo de 60 a 64 años con un 8% del total para la edad; le sigue el intervalo de 85 y más, con un 3% del total para la edad.

La distribución según sexo de los puntajes obtenidos para el Índice de Barthel, en las tablas 19 y 20, muestra que las mujeres son independientes en un 61%, mientras que los varones registran un 65% de independencia total. Sí se consideran que, aunque no son totalmente independientes en todas las actividades básicas, ya que requieren algún tipo de ayuda o supervisión, entre las mujeres es mayor el porcentaje total de este grupo que puntea más de 80 (95%), que los hombres (91%). Se puede observar igualmente que en la muestra no hay ninguna mujer totalmente dependiente, contra tres varones que han obtenido puntaje 0 en la escala aplicada.

Para concluir, si bien las mujeres registran menos frecuencia para la independencia total, a medida que se observa algún tipo de limitación o disminución de la autonomía, se duplica el porcentaje de AM varones con niveles acentuados de dependencia.

Dentro de las actividades básicas de la vida diaria que se refieren al *autocuidado*, y específicamente, a los *cuidados personales*, la *higiene personal*[30] registra un nivel de *independencia o autonomía* en el 95% del total de la muestra (283 personas); el 4% requiere algún tipo de acompañamiento o ayuda en la realización de la actividad; sólo el 2% es totalmente dependiente y necesita de la suplencia total ya que no participa en la actividad de ninguna manera.

Para la realización del baño personal[31], el 90% de las personas del estudio (268) es totalmente independiente o autónomo; un 6% (19 AM) requiere supervisión a la hora de entrar, permanecer o salir de la ducha o la bañera; un 2% (5 AM) necesita ayuda de algún tipo y un 2% (6 AM) no participa de la actividad.

Las diferencias en el nivel de autonomía para esta actividad están asociadas a experiencias previas de caídas, al temor por un episodio similar, o simplemente por precaución.

---

30   Ver Anexo III, tabla n° 21

31   Ver Anexo III, tabla n° 22

La independencia total en la actividad de *vestirse y desvestirse*[32] la alcanza el 92% de la muestra (275 AM). Se puede distinguir que un 5% (15 AM) requiere algún tipo de ayuda para completar la actividad, mientras que un 1% necesita ayuda en todos los pasos del vestido y desvestido, y un 2% es totalmente dependiente, no colaborando en ningún momento en la actividad.

Los *cuidados personales propiamente dichos,* que incluyen el vestirse y desvestirse, el baño y la higiene personales, según tabla nº 24, registran un nivel de independencia en la realización de todas las actividades pertinentes para un 87% (261 AM); aquellos casos en que son independientes pero requieren algún tipo de ayuda mínima, representan el 8%; un 2% requiere ayuda en todas las actividades citadas y sólo un 2% no puede encargarse de sus autocuidados personales.

La *alimentación,* como actividad básica de la vida diaria en AM, involucra acciones que permiten definir como *independientes o autónomos,* en este aspecto particular del *autocuidado,* de los adultos mayores[33], al 94% de la muestra (282 personas), requiriendo *supervisión* sólo un 3%; *algún tipo de ayuda,* un 1% y como *dependientes* o incapaces de participar un 2% del total.

Nuevamente aparece un altísimo nivel de independencia para describir el desempeño del AM en un aspecto de su autocuidado que implica, además, un componente importante de su autoestima.

El *control intestinal,* como parte de otra actividad de *autocuidado*[34], registra entre los AM del estudio un 95% de *independencia* (283 personas); el 2% requiere *supervisión y/o ayuda;* el 2% necesita *ayuda en todo;* y solamente el 1% es *incontinente*. Los resultados permiten analizar que más del 95% es continente intestinal y controla sus esfínteres de manera tal que le permite una independencia con calidad de vida, contribuyendo además a su autoestima.

Al igual que en el anterior, *el control vesical*[35] está presente en el 94% de las personas de la muestra y que, sumado al porcentaje que requiere sólo supervisión o ayuda mínima en la realización de la actividad, se alcanza el

---

32   Ver Anexo III, tabla nº 23
33   Ver Anexo III, tabla nº 25
34   Ver Anexo III, tabla nº 26
35   Ver Anexo III, tabla nº 27

97% de personas que pueden completar con independencia esta actividad que también aporta a la autoestima. Es escasísimo el número de personas que tienen severa dependencia en la actividad (1%) al igual que las que son totalmente dependientes (1%).

El 93% de la muestra refiere ser totalmente continente en sus esfínteres[36]; algunos necesitan supervisión o ayuda en las acciones para la eliminación, higiene y manejo de complementos o utensilios en el baño (4%); un 1% requiere ayuda en todo y un 2% (5 casos) es incontinente.

Como puede apreciarse en el gráfico, resulta mínimo el sector que representa a las personas que no gozan de independencia en actividades que, tanto social como personalmente, están relacionadas a las necesidades de seguridad y autoestima.

Respecto al subíndice de autocuidado[37], se observa que el 87 % de la muestra es totalmente independiente en todas las AIVD. Un 10% requiere supervisión o algún tipo de ayuda mínima en la realización de algunas actividades; un 2% requiere ayuda en todo y sólo un 1% es totalmente dependiente.

El desplazamiento del AM por desniveles verticales que implican ascenso y descenso de escalones o peldaños[38], aparece, en este estudio, como la actividad que representa más dificultades para la independencia. A diferencia de las actividades de autocuidado, el subir y bajar escaleras sólo registra un 64% de la muestra (192 AM) con independencia o autonomía total. Un 19% requiere supervisión; implícitamente se detectan limitaciones, ya que personas que son capaces de autocuidarse en la vida diaria encuentran dificultades para la movilización y otros desempeños relacionados al desplazamiento. Un 6% requiere ayuda para poder realizar la actividad. Aparece una notable diferencia con el resto de las actividades ya analizadas, sobre todo por el aumento en el número de casos con dependencia total que alcanza un 10% del total de la muestra; es decir que hay 31 personas que no participan o no realizan la actividad.

Los cambios de posición, de sentado a acostado y viceversa[39], junto a las acciones para mantenerse en una determinada posición, involucran

---

36 Ver Anexo III, tabla nº 28
37 Ver Anexo III, tabla nº 29
38 Ver Anexo III, tabla nº 30
39 Ver Anexo III, tabla nº 31

capacidades que refieren como independientes o autónomos al 90 % de los sujetos de la muestra (269 AM); un 5% requiere supervisión; un 2% necesita ayuda en la actividad y sólo el 2% restante es dependiente, ya que no participa en ninguna instancia de la realización de la transferencia. Se puede observar que, por el tipo de actividad, la posibilidad de resolverla autónomamente es mayor que para subir o bajar escaleras.

Los adultos mayores de la muestra presentan *independencia o autonomía total* en la actividad de *ir al baño*[40], en el 94% de los casos; un 4% necesita *ayudas mínimas*; un 1% *ayuda en todos los componentes de la actividad;* sólo un 1% es *totalmente dependiente* y requiere la suplencia total. Puede analizarse que la independencia en esta actividad si bien refiere a cuestiones del cuidado personal, involucra las capacidades para la coordinación de acciones en combinación con los elementos de seguridad y sujeción que le brinda el entorno para la satisfacción de la necesidad fisiológica de eliminación.

La *deambulación pedestre*[41] es una actividad que el 88% de los AM de la muestra realiza de manera totalmente *independiente o autónoma.* Como puede observarse, la dificultad del desplazamiento por terreno horizontal es diferente a la encontrada para el desplazamiento a través de escaleras[42] ya que sólo un 8% requiere supervisión o acompañamiento para deambular; un 1% necesita ayuda constante y un 3% (10 personas) no lo puede hacer por sí solo, sino que necesita de una silla de ruedas para su deambulación.

En la tabla n° 34 se muestra la representación, en el total de la muestra, de los casos que son dependientes en la deambulación.

De las 10 personas que no realizan deambulación pedestre, sólo un 30% (3 casos), es independiente en la deambulación en silla de ruedas; el 10% (1 caso) necesita ayuda de manera constante; otro 30% (3 casos) es totalmente dependiente en el desplazamiento en silla de ruedas, ya que necesita que otra persona lo impulse; y el 30% restante está postrado en cama. Se observa, así, que la mayoría (60%) de los AM que no realizan deambulación pedestre tampoco logran independencia con un dispositivo como la silla de ruedas.

---

40   Ver Anexo III, tabla n° 32

41   Ver Anexo III, tabla n° 33

42   Ver anexo III, tabla n° 30

El subíndice de *movilidad funcional*[43], rescata el nivel de independencia o autonomía que los AM del estudio presentan. Puede observarse que el 64% del total de la muestra presenta independencia total en todas las actividades que implican coordinación y movilidad en su vida diaria. Un 25% requiere supervisión y algún tipo de ayuda o acompañamiento, pero conserva independencia relativa; un 10% requiere ayuda en todas las actividades y sólo un 1% (los postrados en cama analizados en el ítem anterior) resulta totalmente dependiente, sin participación en ninguna actividad analizada.

Descubriendo nuevas representaciones sociales sobre las ABVD del AM...

La independencia en las actividades de la vida diaria constituye una valoración para considerar las estrategias de promoción de la salud en los contextos en que el AM desarrolla sus experiencias vitales[44]. En el estudio se observa que la mayoría obtiene el puntaje ideal para la escala de Barthel. Hay un grupo, que sumado al anterior, completa más del 75% con independencia en las ABVD, excepto en una para, cuya realización necesita supervisión o ayudas mínimas.

Generalmente, el déficit en el autocuidado de este grupo descripto está relacionado a factores como debilidad muscular y deterioro musculoesquelético, lo que condiciona que requieran ayudas mínimas o acompañamiento[45].

La edad no parece un factor condicionante de limitación en la independencia ya que el mayor porcentaje de sujetos con independencia total se registra entre los 70 y 74 años; igualmente, se observa que entre los 70 y 84 años no se registra ningún sujeto con dependencia total,

---

43 Ver Anexo III, tabla n° 35

44 ODDONE, M.J. y AGUIRRE, M.B., op. cit., pág. 63.

45 Cfr. DORANTES-MENDOZA, G.; ÁVILA-FUNES, J.; MEJÍA-ARANGO, S.; GUTIÉRREZ ROBLEDO, L., "Factores asociados con la dependencia funcional...". Op. cit.; CARDONA ARANGO, D.; ESTRADA RETRESPO, A. y AGUDELO GARCÍA, B., "Aspectos subjetivos del envejecimiento...", Op. cit.; REYES-AUDIFFRED, V.; ARIAS MERINO, E.; SIBAJA-TRINIDAD, L.M. y LEITÓN-ESPINOZA, Z., "Perfil del adulto mayor de San Luis de Tlaxialtemalco, Op. cit.; FERNÁNDEZ MÉNDEZ, R; PEÑAS MALDONADO, M. y DÍAZ PIEDRA, C., "Bienestar autopercibido y nivel de autonomía de las personas mayores...", Op. cit.

sino que todos conservan niveles de independencia y autonomía que les permite seguir viviendo solos, en su propia casa, realizando algunos trabajos remunerados y compartiendo su cotidianidad con su pareja o con su familia directa.

Respecto al sexo, las mujeres cuantos más jóvenes más dependientes en la ABVD respecto a los hombres de su misma edad.[46] Pero a medida que ésta aumenta, los hombres van presentando más limitaciones y dependencia, hasta duplicar el porcentaje de varones con niveles escasos de independencia respecto a las mujeres.

Para la dependencia total, los factores que aparecen son aquellos relacionados con el deterioro de las capacidades y potencialidades de los AM por enfermedades crónicas y por postración, que no es un factor privativo de una etapa del ciclo vital sino que aparece independientemente de la edad, en otros grupos de sujetos que por diversas circunstancias no pueden desempeñarse con autonomía.

Las personas de la muestra son más independientes en las actividades de autocuidado, especialmente en las de alimentación y manejo de utensilios, en la continencia de esfínteres y por último, en las de cuidado propio, que incluyen vestido, desvestido, baño e higiene personal. En esta categoría las mayores dificultades tienen relación a temores de caída, disfunción visual o neurológica, junto a la pérdida de hábitos de higiene, generalmente asociado al hecho de que el AM vive solo, sin contacto con su familia, o porque no dispone de ella.[47] Fundamentalmente la satisfacción de las necesidades de autoestima y seguridad son las que están comprometidas. El rediseño de los espacios en que el AM vive permite rescatar creativamente las potencialidades que han ido sufriendo transformaciones y requieren adaptaciones novedosas, contextualizadas y muchas veces personales, al perfil de cada persona, sus intereses y expectativas.

Respecto a la movilidad funcional, la independencia se ve comprometida en algunas actividades que implican desplazamientos. Generalmente, las ayudas requeridas corresponden al uso de dispositivos (bastón, trípode, entre otros); supervisión y acompañamiento con o sin sujeción,

---

46 DORANTES-MENDOZA, G.; ÁVILA-FUNES, J. A.; MEJÍA-ARANGO, S.; GUTIÉRREZ ROBLEDO, L. M., "Factores asociados con la dependencia funcional...", Op. cit.
47. FERNÁNDEZ MÉNDEZ, R; PEÑAS MALDONADO, M. y DÍAZ PIEDRA, C., Op. cit.

relacionados a historia de caídas; temor asociado a las mismas; debilidad y deterioro musculo-esquelético. Específicamente, el subir y bajar escaleras es la actividad que más dificultades le ocasiona al AM, por lo que demanda, en mayor número de personas, ayudas mínimas o supervisión. La organización de los espacios sociales, en relación a las escaleras, debe contemplar una pluralidad de estrategias que se adapten a la diversidad de capacidades de las personas que se desplazan por ellas.

Las dificultades que los AM tienen para el desempeño de sus ABVD se relacionan, en muchos casos, con factores ambientales que limitan su autonomía e independencia con ayudas mínimas o supervisión. Pero aparece de manera notoria el desapego, la soledad y la desvinculación afectiva como una característica que lleva al AM a perder independencia, con la consecuente marginación, mayor aislamiento, pérdida de la identidad personal y desencuentros con los otros, lo que revela los deterioros y las dificultades por sobre las potencialidades[48].

Los desafíos sociales implican generar las condiciones para que los AM protagonicen su propia vida con autonomía y capacidad de decisión respecto a lo que quiere y espera, reasumiendo un rol activo en la comunidad a partir de su independencia en la vida cotidiana y de su creatividad en la construcción de sus experiencias en un mundo que se anime a configurar actitudes positivas hacia el envejecimiento, como una práctica saludable incluyente de todas las personas en su vida presente y futura.

Algunas notas descriptivas sobre las AIVD

Los AM del estudio revelan que para la realización de las actividades instrumentales en la vida diaria (AIVD)[49], el 59% es capaz y las llevan a cabo; hay un 5% que manifiesta que es capaz de hacerlas pero por diferentes circunstancias deja que otra persona se ocupe. De los 16 sujetos de esta categoría, 7 son de sexo masculino que viven con su esposa quien realiza las actividades para el mantenimiento del hogar, compras y manejo de finanzas. Un 22% realiza las AIVD en sus aspectos más simples y que demandan menos esfuerzo, ya que presentan algún tipo

---

48. FRANCO, L., "Derechos humanos para los viejos", en MOLINA, S. (comp.), *Aspectos sociales del adulto mayor*, Op. cit.
49 Ver Anexo III, tabla n° 36

de dificultad en llevar a cabo aspectos complejos de las mismas. Un 7% presenta dificultades severas para realizar sus AIVD; un 1% es capaz de realizar sólo las actividades de organización y mantenimiento del hogar. Solamente, un 5% es incapaz de realizar las AIVD.

Puede observarse que el 86% de los sujetos demuestran capacidades en las AIVD, la mayoría de los cuales las realiza con total independencia. Quienes presentan dificultades no llevan a cabo los aspectos más complejos de las actividades, sino los que le permiten un mínimo desenvolvimiento pero con necesidad de ayuda de otras personas. Está directamente relacionado con mayor edad, ya que se observan que los casos con menor independencia aumentan a medida que también aumenta la edad.

El uso de los medios de comunicación constituye una actividad instrumental para el desenvolvimiento en la comunidad, la tabla nº 37 muestra que el 84% de los adultos de la muestra posee la capacidad y refiere realizar la actividad; a este grupo se suman los que, aunque teniendo la capacidad, no usan el teléfono por preferencias individuales de comunicación o por no disponer de la citada tecnología.

La capacidad para ir de compras está desarrollada, según los datos referidos en la tabla nº 38, que en el 84% de los casos más un 2% que, aunque son capaces, no realizan las compras porque alguien en su hogar se ocupa de las mismas. Quienes tienen alguna dificultad en hacer sus compras representan un 3%. Los que no realizan las AIVD constituyen un 8% del total.

El manejo de las finanzas constituye una actividad indispensable en función de la independencia del AM. El 82% de la muestra expresa[50] que maneja sus finanzas con total independencia; un 9%, que tiene dificultades relacionadas fundamentalmente a la planificación de presupuesto y gastos generales pero no para el manejo de la economía diaria; y un 8%, que no realiza la actividad.

La tabla nº 40 muestra que para la preparación de comidas, el 77% de los AM responde que la realiza en todos los aspectos de máxima dificultad que implica la actividad; un 4%, como en las otras actividades descriptas, dice que si tuviera que hacerlo, sería capaz; un 5% manifiesta que tiene dificultad para realizar las dimensiones más complejas, no así las simples; y un 10% no realiza la actividad.

---

50   Ver Anexo III, tabla nº 39

El 78% de los adultos del estudio expresa[51] que realiza las actividades de lavado de ropa sin ningún tipo de ayuda, mientras que un 4% no lo hace porque hay alguien que lo reemplaza, aunque manifiesta poder hacerlo. La cantidad de sujetos que no realizan la actividad, que necesitan que otra persona se ocupe totalmente del lavado, representa un 14% del total. Se observa un importante aumento en la dependencia respecto a otras actividades antes analizadas, y coincide con que algunos de los sujetos incluidos en esta categoría presentan limitaciones osteomusculares que dificultan o impiden la realización de una actividad que requiere fuerza y coordinación para levantar y trasladar elementos u objetos pesados.

Para la realización de las actividades de cuidado de la casa[52], un 77% tiene la capacidad y la lleva a cabo; un 3%, aunque tiene la capacidad, deja que otra persona, familiar o empleada, la realice. Un 10% tiene dificultades en el cuidado del hogar requiriendo ayuda en las tareas domésticas complejas, realizando sólo las ligeras y que no insumen esfuerzo físico. Un 9% no participa en ninguna actividad doméstica y necesita suplencia total.

Dentro de las responsabilidades especiales para la vida diaria[53], los AM de la muestra, en un 90%, son capaces de responsabilizarse de la toma de medicación prescripta; un 3% necesita que alguien colabore en la preparación previa de las dosis y sólo un 5% no es capaz de llevar a cabo la actividad.

Como se observa en la tabla y gráfico nº 44, la mayoría (70%) de los AM del estudio viaja independientemente en transportes personales o públicos, para trasladarse según sus necesidades, conduciéndolo o como acompañante. Un 1% prefiere no usar transportes pero sí es capaz de hacerlo. Un 24% tiene dificultades para transportarse solo por lo que necesita de la compañía o ayuda de otra persona, y sólo un 4% no viaja en absoluto.

---

51 Ver Anexo III, tabla nº 41
52 Ver Anexo III, tabla nº 42
53 Ver Anexo III, tabla nº 43

Descubriendo nuevas representaciones sociales sobre las AIVD del AM

La realización de las actividades instrumentales de la vida diaria es otra de las dimensiones de la funcionalidad social de los AM. La realización de este grupo de actividades por parte de los sujetos del estudio revela un nivel de autonomía[54] e independencia respecto de la ayuda que pueden proveer los diferentes soportes sociales como la familia, vecinos, profesionales, entre otros.

Se desprende que, a pesar de los desafíos que cotidianamente le imprime la vida contemporánea, la mayoría busca creativa y activamente aprovechar los recursos que el entorno le proporciona para facilitar y organizar sus actividades en relación con otros, fundamentalmente con sus convivientes que, para la realidad de los AM de la muestra, están conformados por su pareja o su familia directa[55].

El aprendizaje de acciones para emprender la realización de las AIVD rescata los componentes culturales de la separación de roles según sexo, que en la sociedad del siglo pasado, configuró el desempeño de las actividades hogareñas a cargo de la mujer, mientras que para el resto de las actividades en relación a las finanzas, al cumplimiento de las exigencias de una vida organizada en instituciones, a las interacciones con el medio extrafamiliar, eran potestad de los hombres[56]. Así, en los resultados del estudio aparecen casos en que refieren que serían capaces de realizar las actividades de mantenimiento y organización del hogar, pero que no lo hacen porque de ellas se ocupa su esposa o alguna otra mujer empleada para tal fin.

El uso de tecnología en las comunicaciones revela que muchos no han sido estimulados o que por idiosincrasia cultural o personal prefieren evitar el uso del teléfono; recurso que, en la actualidad, mediatiza la mayoría de las comunicaciones interpersonales.

---

54   SÁNCHEZ LÁZARO, A. y PEDRERO GARCÍA, E., *Intervención socioeducativa con personas mayores: nueva realidad del siglo XXI*, Red de integración especial, 2000.

55 Cfr. MORUNO MIRALLES, P y ROMERO AYUSO, D., *Actividades de la vida diaria*; MARRINER-TOMEY, A. y ALLIGOOD, M., *Modelos y teorías de la enfermería*, Op. cit.

56   Cfr. ODDONE, M. y AGUIRRE, M., "Ochenta y más; los desafíos de la longevidad", Op. cit.; PICHÖN RIVIERE, E.; MORUNO MIRALLES, P y ROMERO AYUSO, D.; KÉROUAC, S. y COLS, *El pensamiento enfermero*, Op. cit.

La percepción de capacidad para la realización de las diferentes tareas instrumentales de la vida diaria revela que el 59% de los AM del estudio se percibe con capacidades para ejecutarlas y consumarlas respectivamente; hay un 5% que manifiesta capacidad para realizarlas pero por diferentes circunstancias deja que otra persona se ocupe de las mismas.

Se observó que el 86% de los sujetos demuestra capacidades en las AIVD, la mayoría de los cuales las realiza con total independencia. Quienes presentan dificultades no llevan a cabo los aspectos más complejos de las actividades, sino los que le permiten un mínimo desenvolvimiento, pero con necesidad de ayuda de otras personas, requiriendo adaptaciones y acompañamiento en algunos casos.

Se valora un porcentaje elevado de AM que se manejan independientemente en la vía pública, muchos de los cuales conducen su propio vehículo, reforzando la autonomía que les permite conservar sus capacidades y destrezas en continuo reforzamiento y adaptación, lo que muestra que las limitaciones muchas veces provienen del entorno y no de la propia persona.

Coincidentemente con otras investigaciones latinoamericanas,[57] las dificultades en la realización de las AIVD aparecen más tempranamente que en las ABVD, ligadas a un aumento de la edad, a la condición de ser mujer, en una sociedad instrumentalizada por una mayoría masculina, aunque con un progresivo aumento del protagonismo femenino, pero que es escasamente logrado entre los AM, arraigados a reminiscencias del pasado y a otras costumbres adquiridas.

Igualmente, aparece que las expectativas del AM respecto a sus posibilidades reflejan un desvalimiento[58] ya que el entorno social no les permite ni facilita su realización.

---

57 MENÉNDEZ, J.; GUEVARA, A.; ARCIA, N; LEÓN DÍAZ, E. M.; MARÍN, C. y ALFONSO, J. C., "Enfermedades crónicas...", Op. cit.
58 PIÑOL TORELLÓ, M., "Actividades culturales y de ocio en la población mayor institucionalizada", *Metas de enfermería*, N°9, Mayo 2006.

Capítulo 3

Las capacidades cognoscitivas en el AM como potencialidades sociales

Casi todos los autores y los antecedentes en relación al tema de estudio coinciden, como ya se ha señalado, en que en este comienzo del nuevo siglo circulan dos concepciones de vejez: un modelo deficitario, basado en el modelo médico tradicional que en torno a los cambios biológicos, conceptualizó la vejez en términos de déficit y de involución; y el modelo de desarrollo, basado en la necesidad de redefinir la vejez como una etapa diferente de la vida, pero también plena de posibilidades.

Generalmente, los antecedentes encontrados se inscriben en el primer grupo de conceptualizaciones que sostienen la decadencia de los procesos a partir de reconocer sólo la base neurofisiológica de los mismos.

Antonia Sánchez Lázaro y Encarnación Pedrero García[1] sostienen que las actividades de naturaleza cognitiva en donde participan la memoria y la inteligencia se modifican con la edad pero que los cambios van a estar configurados por las trayectorias de experiencias personales y culturales de los sujetos.

Desde el punto de vista educativo señalan que

> (...) con el paso de los años se produce un deterioro de los procesos cognitivos: las que hacen referencia a la inteligencia fluida declinan antes (comenzando hacia los 30), esto es, las capacidades que están directamente influenciadas con lo biológico y con la velocidad de ejecución; mientras que las que corresponden con la inteligencia cristalizada, es decir, a las que están altamente influenciadas por las condiciones culturales, declinan a edades muy avanzadas o no lo hacen nunca (...)[2]

---

1 SÁNCHEZ LÁZARO, A. y PEDRERO GARCÍA, E., *Intervención socioeducativa con personas mayores*, Op. cit.
2 Ibidem, pág.8.

A su vez estas autoras sostienen que las personas mayores presentan dificultades en los procesos de memorización relacionados con la recuperación de información, y atribuyen estas dificultades a las representaciones sociales que circulan sobre la memoria o el recuerdo de las personas mayores, lo que genera una imagen negativa sobre esta capacidad para lo cual se han utilizado diferente terminología como, deterioro de la memoria asociado a la edad, olvido de la edad avanzada.

Otros estudios[3] sostienen lo mismo en relación a la función de la memoria, pero reconocen que con la edad las funciones cognitivas pueden permanecer estables o declinar. Las funciones cognitivas que declinan incluyen la atención selectiva, nombrar objetos, fluencia verbal, destreza viso-espacial compleja, análisis lógico, disminución en la velocidad de procesamiento, menor capacidad de la memoria operativa.

En la misma línea de trabajo, otro estudio[4] sostiene que los ancianos manifiestan una velocidad de procesamiento menor que un joven, lo cual influiría en aspectos como la recuperación de la información o en la asimilación del material presentado por primera vez; por otra parte, la atención y la concentración también se ven disminuidas con el aumento de la edad, lo cual afecta a la asimilación de información novedosa y también a la memoria en general. En esta investigación sobre el AM, no se observaron dificultades en el recuerdo de los sucesos lejanos, el conocimiento del mundo acumulado a lo largo de su historia, ni en las habilidades que se han practicado mucho.

Estos autores concluyeron que los problemas catalogados como más conflictivos y para el que no se encuentra fácil solución son los relacionados con la capacidad de memoria y las representaciones que tiene el AM sobre el "olvido": mayor tasa de olvidos en las actividades diarias, mayor preocupación por los fracasos de memoria, sentimiento de pérdida de control sobre el propio comportamiento. Todos estos aspectos que influyen negativamente en las capacidades cognitivas del anciano

---

3   Cfr. ZARRAGOITIA ALONSO, I., "Lo Cognitivo en la ancianidad", *Alcmeon, Revista Argentina de Clínica NeurO.P.S.iquiátrica*, año 16, vol. 14, nº 2, noviembre 2007, págs. 43-54, PÉREZ MARTÍNEZ, V., "El deterioro cognitivo: una mirada previsora", *Revista Cubana Médica General e Integrativa*, nº 21, 2005, págs. 1-2.

4   BLASCO BATALLER, S. y J. C. MELÉNDEZ MORAL, "Cambios en la memoria asociados al envejecimiento", en *Rev. Gerlátrika*, Departamento de Psicología Evolutiva y de la Educación, Universidad de Valencia, España, 2006.

pueden verse en muchos casos paliados por estrategias tales como apoyos ambientales o presentación de estímulos familiares o relevantes para el sujeto[5].

Victoria Ferrante, que parte de una concepción de envejecimiento como la progresiva disminución de posibilidades de funcionamiento, y de vejez como la etapa que se caracteriza por el predominio de la involución sobre la evolución, coincide a su vez con otros autores[6] en que las áreas cognitivas más sensibles a los efectos del envejecimiento normal son las habilidades para formar conceptos, la memoria y las habilidades matemáticas. En su estudio comparativo realizado con niños y AM, argumenta la hipótesis de que la plasticidad cerebral que otorgan las oportunidades educativas frena el deterioro patológico.

En los resultados de su estudio encontramos como relevante y como antecedente para el presente, que la capacidad de reproducir dígitos es evolutiva y que, en relación a este tipo de tareas, la variable edad no influye en la memoria inmediata; pero sí la variable escolaridad, ya que no se observaron diferencias en los resultados obtenidos entre los niños de 11 años y los AM de la muestra en la retención de la secuencia numérica compuesta por 5 a 9 dígitos.

En los procesamientos auditivos, orales, gráficos y visuales, los grupos de baja y media escolaridad se diferenciaron significativamente de los de alta educación. Así mismo, el grupo de baja escolaridad se diferencia del de media. Estos resultados se corroboraron con estudios anteriores que indicaron que la declinación mayor ocurre entre los 20 y los 40 años y no en las edades más avanzadas, y que en la escolaridad más baja existe una declinación con la edad, lo que no ocurre con universitarios.

Respecto de la variable educación, el análisis comparativo entre AM y niños indicaron que existen diferencias significativas de mejor rendimiento en niños (con escolaridad media) que en AM con baja escolaridad. Las diferencias no resultaron muy significativas cuando la escolaridad era media en ambos grupos y fueron significativas, con superior rendimiento en los AM con alta escolaridad.

---

5   Ibidem, págs. 22-23.
6   FERRANTE, V., "Indicadores cognitivos y perceptivos motores de envejecimiento", *RIDEP*, Vol. 18, nº 2, Buenos Aires, 2004, pág.139.

Respecto de la capacidad para formar conceptos de carácter abstracto, los resultados indicaron que las mujeres tienen superior rendimiento que los varones. La edad de los AM varones no incide en el rendimiento. La variable escolaridad influyó en los resultados de los AM entre sí y respecto del rendimiento de los niños. Los varones y mujeres de baja escolaridad tienen un rendimiento muy inferior a los de media y alta escolaridad en AM.

Finalmente, esta autora comparte con otros autores[7] la idea de que la relación cognición y envejecimiento es multidimensional (educación, salud física y esfera emocional). El nivel educacional está asociado a una mejor calidad de vida y a una mayor utilización de diferentes formas de raciocinio que previenen el decrecimiento, no pudiendo asociar envejecimiento normal con las fallas en la memoria o un deficiente rendimiento cognitivo, pero sí asociada al nivel educacional *"(...) a mayor nivel educacional menor envejecimiento patológico(...)"*[8].

Desde las perspectivas del procesamiento de información,[9] afirman que, si bien la óptica habitual con que se han analizado los procesos cognitivos en los ancianos ha sido la de decremento, hay aspectos en la que los mayores superan a los jóvenes: en la experiencia, en la cantidad de conocimientos acumulados, en el enriquecimiento de la inteligencia cristalizada *"(...) tal vez sean menos rápidos, pero pueden aportar una visión más de conjunto, sopesar mejor los pros y los contras, pueden tener una mejor dosis de creatividad (...)"*[10].

Estos estudios observaron dificultades en los procesos cognitivos básicos, tales como la memoria, la atención y la resolución de problemas, ya que se producen algunos decrementos en la adultez avanzada y claras pérdidas en los ancianos. Los ancianos son distraibles en relación a la información irrelevante, a diferencia de la flexibilidad de los jóvenes. Lo mismo se presenta en el caso de la memoria, ya que no se relaciona con la disminución de esta capacidad sino con la utilización de las estrategias de memorización apropiadas. En las situaciones de resolución de problemas se presentaría una disminución en la eficacia a medida que aumenta la edad.

---

7 Ibidem, pág. 154.
8 Ibidem, pág. 154.
9 PALACIOS, J., "El desarrollo después de la adolescencia", en PALACIOS, J; MARCHESI, A. y COLL, C., *Desarrollo psicológico y educación*, Madrid, Alianza, 1998.
10 Ibidem, pág. 353.

José Yuni y Claudio Urbano[11] respecto de los cambios cognitivos en la edad adulta y en la vejez, concluyen:

El cambio cognitivo no afecta a todas las capacidades intelectuales ni sigue el mismo patrón de cambio y velocidad, lo que supone que con la edad no se produce una evolución unidimensional de estas capacidades.

Las habilidades cognitivas más vulnerables son las relacionadas con la inteligencia fluida: pérdida en capacidades específicas de concentración, atención focalizada y dividida, acopio de información, resolución de problemas complejos, disminución de la velocidad de procesamiento, dificultades en la memoria a corto plazo.

Las capacidades conservadas, ligadas a la inteligencia cristalizada, tienden a disminuir más tardíamente, y a menor intensidad cumpliendo un papel compensatorio respecto de las pérdidas en las habilidades fluidas.

En la determinación del patrón de cambio cognitivo ejercen una influencia importante las variables socioculturales y las de salud del sujeto.

La capacidad de aprendizaje se conserva en los procesos normales de envejecimiento con motivo de la capacidad de reserva cognitiva y el potencial de actuación.

> (...) En la adultez y la vejez los cambios cognitivos son en gran medida, una función de las variables contextuales y socio históricas. Las pérdidas en la inteligencia fluida pueden ser compensadas con las habilidades de la inteligencia cristalizada provenientes de la experiencia y de la estimulación socio-cultural. Solo en edades avanzadas y con la eclosión de accidentes vasculares, el componente biológico que afecta el rendimiento cognitivo se hace relevante (...)[12]

El estudio de las funciones cognoscitivas en los AM

Encontramos diferentes conceptos de funciones cognoscitivas, también llamadas cognitivas, en general se refieren a las actividades de la inteligencia o funciones intelectivas, que intervienen en los procesos de construcción de conocimientos, procesamiento de la información y en la resolución

---

11 YUNI, J. y URBANO, C., *Educación de adultos mayores. Teoría, investigación e intervenciones*, Córdoba, Brujas, 2005, págs. 98-99

12 Ibidem, pág. 99.

de situaciones problemáticas. En la práctica clínica, ya sea psicológica o psicopedagógica, lo cognoscitivo de las funciones intelectivas se explora en memoria, orientación temporal y espacial, atención, concentración, funciones de lenguaje, comprensión conceptual, planificación y resolución de situaciones problemáticas de naturaleza escolar.

Los cambios cognitivos en esta etapa de vida han sido explicados por diferentes perspectivas de la psicología evolutiva, que han intentado describir los cambios cualitativos y cuantitativos que ocurren en las habilidades intelectuales de las personas mayores.

La perspectiva *decremental*[13] del envejecimiento cognitivo sostiene que el mismo produce un deterioro e involución cognitiva, entendido como un proceso progresivo de instalación de déficits en las capacidades cognitivas y las habilidades intelectuales.

La perspectiva del *procesamiento de la información*[14] considera que con la edad se producen cambios en la velocidad de la interpretación de la información e intenta construir un modelo explicativo que dé cuenta de los factores responsables de la generación de los cambios, psicobiológicos y psicosociales. Algunos de estos estudios llegaron a la conclusión de que el cambio en el procesamiento de la información no sólo depende del potencial psicobiológico que sustenta las capacidades cognitivas sino que está en interdependencia con las oportunidades sociales: roles que ocupan, expectativas personales y sociales de las personas, normas y valores culturales, la salud, la presencia de enfermedades, la educación, la ejercitación y el estilo de vida

> (...) En definitiva, para esta corriente, los factores psicosociales pueden disminuir, moderar y retrasar el enlentecimiento, pero no pueden evitarlo, ni a la larga podrán evitar la pérdida de algunas capacidades(...)[15]

Para los autores de este grupo, durante el proceso de envejecimiento lo que se modificaría (declinaría) serían los procesos cognitivos básicos: procesamiento de las relaciones percibidas, capacidad para realizar correlaciones, razonamiento rápido, espacial, de abstracción, formación

---

13   Ibidem., pág. 89.
14   Ibidem, pág.89
15   Ibidem, pág. 90.

de conceptos, resolución de problemas de forma divergente, en general, tareas intelectuales de baja significación e influencia cultural y educativa. Mientras que los relacionados con procesos culturales y educativos -resolución de situaciones de la vida cotidiana, razonamientos verbales, la percepción y la comprensión espacial- pueden experimentar un incremento y enriquecimiento cualitativo

Las *teorías evolutivas del desarrollo cognitivo* o el estudio del *pensamiento post formal* se fundamentan en concepciones de la epistemología genética, el enfoque del Ciclo Vital y la influencia de la Teoría Sistémica. Todos ellos comparten la concepción piagetiana de inteligencia como un medio de adaptación que sigue una secuencia universal ligada a factores biológicos y sociales, la idea de desarrollo posterior al pensamiento formal y la interdependencia entre la esfera cognitiva y la afectiva.

> (...) Reconocen que en la adultez y la vejez ocurre un nuevo tipo de coordinación cognitiva, definida como "cognición epistémica" por medio de la cual el mayor integra variados recursos y estrategias intelectuales en su dinámica de compensación por optimización selectiva. También sostienen que se produce otro tipo de coordinación de perspectivas a nivel emocional, coordinación que les permite a las personas complementar afectos y sentimientos contradictorios. Esta coordinación paralela entre lo cognitivo y lo emocional es lo que probablemente genera una interacción circular de sentimientos y cogniciones y permite elaborar un tipo de conocimiento más amplio y comprensivo (...)[16]

La perspectiva del pensamiento post formal supone que el desarrollo paralelo e integrado de las funciones cognitivas y afectivas sería la respuesta adaptativa de las personas adultas mayores a las situaciones de la vida cotidiana; por lo cual, el sujeto mejora la comunicación, reduciendo la sobrecarga de información y permitiendo la flexibilidad y la creatividad como estrategias del pensamiento. Propone una visión de la inteligencia como una capacidad que progresa a través de formas diferenciadas de pensamiento, teniendo como base la experiencia y los procesos educativos, y no como una estructura que al alcanzar su madurez se cierra[17].

---

16   Ibidem., pág. 109.
17   Ibidem., pág. 110.

Identifican como habilidades intelectuales en este nivel al pensamiento dialéctico y al relativista. El pensamiento dialéctico[18], basándose en el concepto de desequilibrio plantea la hipótesis de que los niveles más altos, maduros y creativos corresponden a la captación y aceptación de las contradicciones dialécticas a través de procesos de adaptación a las demandas de la vida real. El pensamiento relativista[19], como la habilidad más relevante de este momento, descansa en las ideas de cambio, subjetividad y novedad. El sujeto debe apelar a la estructura cognitiva para dar orden al universo que se le presenta como cambiante y contradictorio.

Los dos tipos de pensamiento postulan que en la adultez y la vejez existirían cambios en las habilidades de pensamiento y que dependen de variables contextuales y particularmente de los desafíos cognitivos que se les presentan a los AM en su vida cotidiana.

El envejecimiento va acompañado de cambios en los procesos que intervienen en el procesamiento de la información, dificultades en la concentración, en el recuerdo y en la recuperación de la información, ya que el registro de la misma no ha sido realizado potencialmente; las personas mayores recuerdan de manera diferente porque tienen tendencia a utilizar estrategias de aprendizaje menos eficientes o a no utilizarlas[20].

Se puede definir a la memoria como una de las funciones cognitivas que interviene en dos grandes procesos: en el procesamiento de información en sus funciones de registrarla, retenerla, elaborarla y posteriormente recordarla; y en los procesos meta-cognitivos, ya que a partir de éstos los sujetos utilizan las habilidades y destrezas intelectuales "(...) *la memoria es un sistema funcional complejo, activo por su carácter, que se despliega en el tiempo en una serie de escalones sucesivos y que se organiza en diferentes niveles (...)*"[21]

Desde una dimensión estructural, se identifican procesos en donde interviene la memoria a corto plazo y la memoria a largo plazo. La

---

18   Ibidem, pág.112
19   Ibidem., pág.113
20   LAPUENTE, F. y SÁNCHEZ NAVARRO, J., "Cambios NeurO.P.S.icológicos asociados al envejecimiento normal", en *Anales de Psicología*, vol. 14, nº 001, Universidad de Murcia, España, 2004, págs., 27-43.
21   BLASCO BATALLER, S. y MELÉNDEZ MORAL, J., Op. cit., 2006, pág. 22.

memoria a corto plazo es la encargada de mantener pequeñas cantidades de información durante varios segundos o minutos, y recuperar la información necesaria para resolver los problemas de la vida cotidiana. La memoria a largo plazo o remota, es la encargada de mantener almacenada la información fuera de la conciencia, en ella se encuentran acumulados todos nuestros conocimientos, recuerdos, habilidades e incluso la información sobre el funcionamiento de los procesos cognitivos. Este sistema no sólo mantiene de forma permanente la información, sino que también interviene activamente en todo lo vinculado al recuerdo[22].

Desde una concepción dinámica en el estudio de la memoria se entiende el trabajo de la misma como un proceso de regulación intelectual[23] de naturaleza psicoafectiva[24] antes que como una mera función biológica del cerebro. Permite comprender la naturaleza psicoemocional de los procesos de inscripción o registro, y de evocación de aquellos hechos y eventos que son relevantes como fuente de información y reconocimiento de la propia subjetividad.

En relación con el papel que juega la memoria en los procesos de construcción de identidad y en los itinerarios de la subjetividad[25], se diferencian dos tipos: la de repetición y la de reconstrucción. A través de la memoria de repetición el sujeto reitera compulsivamente sus recuerdos, quedando ligado al registro de su historia personal y de su pasado. La memoria de reconstrucción juega un papel fundamental en el trabajo identitario de la persona mayor, expresa la modalidad de vinculación con el pasado permitiendo la recuperación progresiva de lo vivido como constitutivo de la propia experiencia existencial.

La atención o procesos atencionales puede definirse como constituido por dos procesos básicos:[26] la intensidad, como el monto de vigilancia

---

22 Ibidem. Pág. 36

23 Desde la concepción de que cada sujeto diseña su arquitectura cognitiva a partir de las oportunidades socioculturales y que de estas construcciones depende la neuroplasticidad de los procesos. En YUNI, J. y URBANO, C., Educación de adultos mayores, Op. cit., "Cambios en la memoria asociados al envejecimiento", *Geriatrika*, Departamento de Psicología Evolutiva y de la Educación, Universidad de Valencia, España, 2006, Pág.134

24 Ibidem. Pág.134

25 Ibidem. Pág.133

26 LAPUENTE, F. y SÁNCHEZ NAVARRO, J., "Cambios neuropsicológicos asociados al envejecimiento normal", Op. cit.

que posibilita al sujeto estar en alerta, y la selectividad, como los procesos que intervienen en la elección de estímulos para sostener una atención focalizada o atención dividida.

En este sentido, una tarea atencional vendría definida en función del nivel o grado de dificultad experimentado por el sujeto, tanto en la intensidad de la actividad mental requerida como en la capacidad de selección de estímulos. La intensidad o vigencia hace referencia a la capacidad de identificar estímulos que inciden sobre el organismo durante un período prolongado.

Durante el envejecimiento se presenta una mayor vulnerabilidad a desarrollar estados confusionales como consecuencia de una mayor susceptibilidad a pequeñas alteraciones metabólicas. La alteración de la vigilancia también se ha relacionado con el envejecimiento normal ante situaciones que requieren el aumento de la capacidad atencional. El componente selectivo de la atención (atención focalizada) estaría relacionado con la regulación de la dirección y objeto atencional en alguno de los espacios conductualmente relevantes (extrapersonal, memorístico, lingüístico)[27].

Todas estas perspectivas y modos de comprender los procesos cognoscitivos van configurando representaciones sobre las posibilidades y las capacidades de aprendizaje del AM y a su vez, van construyendo posiciones acerca de las potencialidades sociales de este grupo de edad.

En el modelo de *enlentecimiento general* se postula que todos los procesos cognitivos presentan un grado de enlentecimiento durante el envejecimiento: tanto en las tareas como en los dominios, el tiempo de respuesta es diferente del de los jóvenes. En el mismo sentido, el modelo de *dominio específico* propone que la función de enlentecimiento es la misma para todas las tareas dependientes de ese dominio[28].

La perspectiva *sociocultural* explica la constitución de los procesos superiores como emergentes de la interiorización y reestructuración de los procesos de naturaleza cultural portadores de signos y símbolos de construcción compartida. En relación con las posibilidades de aprendizaje del AM, considera que el sujeto en su proceso de aprehensión y captación del mundo, realiza una actividad de conocimiento. Esta facultad de cognición, de conocer, y de desencadenar procesos cognoscitivos, se

---

27 Ibidem pág. 33

28 SWEARER, J.M. y KANE, K.J. (1996). Bounday conditions of the generalized slowing model. Journal of Gerontogy: Psychological Science, 51, 189-200, citado por LA PUENTE, F.R. y SANCHEZ NAVARRO, J.P., pág. 33

transforma en una experiencia de aprendizaje. Estas trayectorias de aprendizaje van a depender de las variables contextuales en relación directa y proporcional con las oportunidades educativas que se le presentaron a los sujetos AM.

> (...) Las herramientas socioculturales que el sujeto aprehende de los contextos en los que se desenvuelve "esculpe" las estructuras cognitivas primarias. Adquiere así un cúmulo de habilidades para captar el mundo, procesarlo y sintetizarlo, dentro de la trama de una identidad psicológica particular e histórica... si bien es el sujeto quien ejerce una influencia activa respecto del aprovechamiento de las herramientas culturales que le proveen los distintos contextos, son éstos quienes brindan las oportunidades para que un sujeto se posicione y sitúe dentro de una configuración social (...)[29]

Algunas notas descriptivas del perfil cognoscitivo del AM

En la línea de estudios[30] que sostienen que durante la vejez las posibilidades de desarrollo cognitivo se conservan y pueden incrementarse, y que estos procesos están directamente relacionados con las variables contextuales que presenta las demandas y los recursos para su enriquecimiento, se entiende por funciones cognoscitivas aquellas capacidades y potencialidades que permiten a los AM adaptarse activamente, autónomamente a las condiciones contextuales de la vida cotidiana y continuar una funcionalidad social en relación a seguir aprendiendo a partir de las oportunidades culturales que ofrece el medio social.

Se coincide con José Yuni y Claudio Urbano en

> (...) la hipótesis de que las posibilidades de desarrollo cognitivo, durante la vejez, no sólo se conservan, sino que pueden incrementarse cuando el medio provee los recursos intelectuales y plantea demandas relevantes para un funcionamiento cognitivo que facilite el uso de las capacidades y destrezas mentales aprehendidas en el curso vital y que se continúan enriqueciendo en la vejez... dependiendo de los deseos del sujeto de apropiarse de otros nuevos (...)[31]

---

29   Yuni y Urbano, Op. Cit., pág. 131
30   Ibidem. pág. 131
31   Ibidem. pág. 132.

En la descripción de las capacidades cognoscitivas, se observa que la mayoría de los AM de la muestra (indistintamente hombres o mujeres) emplean estrategias necesarias para adaptarse a las situaciones que el medio socio-cultural le plantea, ya sea porque las mismas se mantienen funcionalmente alertas o porque han generado nuevas para compensar las dificultades que perciben, según las representaciones relacionadas con la edad.

No se observaron diferencias en la solución de las situaciones problemáticas en relación a la categoría hombre o mujer; sólo se encontraron algunas resistencias por parte de la muestra integrada por hombres para realizar las tareas que el encuestador solicitaba en la entrevista cognoscitiva.

La categoría "nivel de escolaridad" influye en el encuentro de estrategias para resolver situaciones del orden educativo. Se obtuvieron mejores puntuaciones en los casos en que los AM de la muestra habían alcanzado niveles educativos universitarios, terciarios y secundarios. Este resultado no es posible generalizarlo como característica del perfil cognoscitivo del AM, porque en la muestra los casos con niveles educativos secundario y superior son poco representativos[32].

En relación a las *variables contextuales*, la mayoría de los AM refiere estar orientados respecto de la información espacial (88%), precisando los espacios geográficos (país, provincia, ciudad) que habitan; y temporal (61%), precisando sus dimensiones (estación, año, mes, día). Un menor porcentaje (7%) no contesta por estar desorientado o por estar enfermo, lo que permite anticipar que este grupo de edad tiene capacidad para recibir, procesar y utilizar información desde estas dimensiones[33].

En la función de la *atención*, registrada en la situación de fijar una secuencia de palabras, la mayoría (93%) de los AM entrevistados no comete errores en la repetición de la secuencia, lo que demuestra que tanto la intensidad y la selectividad como componentes de la atención, son estrategias que aún ponen en marcha los AM ante una tarea que requiere de esta capacidad[34].

En relación a la memoria, como la capacidad cognitiva de registrar una información, retenerla o elaborarla y posteriormente recordarla, el 45% de

---

32   Ver Anexo II, tabla nº 4
33   Ver Anexo IV, tablas nº 45 y 46
34   Ver Anexo IV, tabla nº 47

los AM, ante la consigna de recordar palabras de una secuencia anterior, presenta dificultades; sólo el 35% lo recuerda y el 20% sólo repite parte de la secuencia[35]. En relación a la misma capacidad, cuando se le presenta la situación de repetir una frase cotidiana, el 86% de los AM lo realiza exitosamente; sólo un pequeño porcentaje (16%) no la repite[36].

Estos datos ofrecen información sobre los cambios que se observan en este grupo de edad respecto de la memoria a corto plazo,[37][38][39][40] o sea, la encargada de mantener pequeñas cantidades de información durante varios segundos o minutos y recuperarla para resolver los problemas de la vida cotidiana. Pero a su vez, informan que estos cambios sólo se observan -para este grupo- en situaciones donde la memoria a corto plazo se relaciona con contenidos pocos familiares (palabras poco usadas o recordar un número de teléfono nuevo), no así con palabras y números familiares[41].

En la *construcción de lógicas*, observada en dos situaciones: construir conceptos como categoría que permita la reunión de objetos y encontrar la lógica implícita como estrategia para la resolución de problemas matemáticos, la mayoría (88%) de los AM construyen un concepto como categoría para agrupar objetos[42]; en el segundo caso, el 60% de los AM reconoce la lógica que les permite resolver la situación problemática. Esta última situación requiere a su vez la capacidad de *concentración*, lo que observa que un 17% de los AM, si bien construye la lógica requerida, se desconcentra y no puede completar la secuencia; un porcentaje menor (18%) no lo realiza por no encontrar la lógica necesaria para dar solución al problema planteado[43].

---

35 Ver Anexo IV, tabla nº 51

36 Ver Anexo IV, tabla nº 53

37 Cfr. SÁNCHEZ LÁZARO, A. y PEDRERO GARCÍA, E., *Intervención socioeducativa a personas mayores*, Op. cit.

38 Cfr. ZARRAGOITIA ALONSO, I., "Lo cognitivo en la ancianidad", Op. cit.

39 Cfr. PÉREZ MARTÍNEZ, V., *El deterioro cognitivo: una mirada provisoria*, Op. cit.

40 Cfr. BLASCO BATALLER, S. y MELÉNDEZ MORAL, J., "Cambios en la memoria asociados al envejecimiento", Op. cit.

41 Ver Anexo IV, tablas nº 50 y 51

42 Ver Anexo IV, tabla nº 52

43 Ver Anexo IV, tabla nº 48

En relación a las *estructuras cognitivas* espaciales indagadas a partir de la propuesta de copiar un modelo, en donde se presentan figuras geométricas relacionadas a través de dos puntos de contacto, el 62% de los AM realizan los dibujos respetando las formas y las relaciones espaciales del modelo, un 10% lo realiza sin respetarlas, y el 12% restante argumenta dificultades del orden perceptivo y motriz[44].

Ante situaciones de *naturaleza escolar*, se observaron diferencias en relación a la categoría "nivel educativo". Ante la situación de escribir una oración, sólo un 12% realiza exitosamente la tarea solicitada -coincidiendo los pocos casos con niveles educativos que superan el nivel primario-; el 47% de los AM escribe palabras sueltas, el 16% no completa esta tarea por dificultades que se lo impiden (viso perceptivas o educativas) y un importante porcentaje, el 24%, presenta resistencias a realizar lo solicitado[45].

Esto mismo se observa en la situación que involucra la capacidad de concentración, la mayoría (74%) de los AM realiza sin dificultades la secuencia de acciones que señala en forma oral el encuestador[46]; no se observan los mismos resultados cuando las indicaciones requieren de la participación de la lectura, ya que un menor porcentaje (66%), pero no poco significativo, no realiza lo solicitado argumentando dificultades para "leer la secuencia de órdenes"[47].

Estos datos ofrecen información sobre la distancia que a veces los AM, por razones personales o por no tener oportunidades sociales, mantienen con tareas de naturaleza culturales educativas como las de leer o escribir.

En general, se puede caracterizar al AM como un sujeto protagonista activo de las situaciones en las que tiene que operar recurriendo a las trayectorias de competencias cognoscitivas, construidas a lo largo de su vida. Lo más interesante es que, en muchos casos, principalmente en situaciones en donde tiene que utilizar capacidades como la memoria a corto plazo, estas mismas competencias le han permitido re-crear nuevas estrategias compensatorias, aunque -desde las representaciones sociales- se visualicen como dificultades.

---

44 Ver Anexo IV, tabla n° 57
45 Ver Anexo IV, tabla n° 56
46 Ver Anexo IV, tabla n° 54
47 Ver Anexo IV, tabla n° 55

Capítulo 4

La importancia de "contar con alguien"

LA PERCEPCIÓN DE APOYO SOCIAL EN EL AM

En los países en desarrollo -latinoamericanos-, el proceso de envejecimiento ha sido más rápido y reciente, dado que las condiciones socioeconómicas no han generado los mecanismos suficientes para atender todas las necesidades de los AM. Se observa que esta población, "aparentemente", depende de su familia para la supervivencia cotidiana, pero también se perciben otras expresiones de redes sociales de apoyo que ayudan a mantener vínculos afectivos, obtener información estratégica en la vida diaria y, en conjunto, a preservar cierta calidad de vida.

En Chile, los hallazgos de investigaciones muestran que las relaciones familiares de los AM son las más importantes[1]. Un estudio de validación de la escala de percepción de apoyo social en una población de AM agrega que además de ser la familia el apoyo más importante percibido, los "otros significativos" también aparecen como sus familiares en cuanto al apoyo en caso de problemas o necesidades de cuidado; en tanto los amigos, aparecen con una función diferente: como apoyo instrumental y emocional y como facilitadores de la integración social[2].

El apoyo social[3] puede definirse como la percepción hipotética que tiene una persona sobre sus recursos sociales disponibles para ser asesorada, y ayudarla en caso de necesitarlo. Que el individuo reciba apoyo o no es

---

[1] BARROS LEZAETA, C. y HERRERA PONCE, M., "Percepción de apoyo social y su relación con el bienestar psicosocial de los adultos mayores en el gran santiago". Actas del IV Congreso Latinoamericano de Geriatría y Gerontología, organizado por la Sociedad de Geriatría y Gerontología de Chile, Santiago 3 al 6 de septiembre, 2003, págs.1-12

[2] ARECHABALA MANTULIZ, M. y MIRANDA CASTILLO, C., Op. cit.

[3] HERNÁNDEZ ROSETA, D.; VALDEZ SANTIAGO, R. y JUÁREZ RAMÍREZ, C., "La percepción del apoyo social en mujeres con experiencia de violencia conyugal", en *Salud Mental*, n° 28, 4, Universidad Nacional de La Rioja, 2005, págs. 66-73.

menos importante para su percepción que su creencia de que el apoyo está o no disponible para él; a esto se le ha llamado efecto amortiguador. Las personas perciben en términos de calidad y cantidad el apoyo social; en este sentido, las dimensiones culturales del mismo son un componente importante de la producción social de la calidad de vida.

Merino[4], en su revisión de literatura sobre apoyo social, expresa que se reconocen tres categorías: aspecto social, elementos de apoyo y el apoyo real y/o percibido.

En otro trabajo, el concepto de apoyo social es entendido *"(...) como las transacciones interpersonales que implican ayuda, afecto y afirmación (...) "*[5]. Este conjunto de transacciones interpersonales que opera en las redes se presenta como un flujo de recursos, acciones e información que se intercambia y circula materiales, instrumentales, emocionales y cognitivos.

Estos autores distinguen fuentes formales e informales de apoyo a las personas mayores; el sistema formal de apoyo posee una organización burocrática, contempla objetivos específicos en ciertas áreas determinadas y utiliza a profesionales o voluntarios para garantizar el logro de sus metas;[6] el sistema informal está constituido por las redes personales y las redes comunitarias no estructuradas como programas de apoyo.

Con respecto al apoyo informal, reconocen tres fuentes: la familia como una de las formas más comunes de apoyo a las personas mayores; las redes de amigos y vecinos, a partir de los vínculos de amistad establecidos por intereses comunes y actividades compartidas; y las redes comunitarias provenientes de organizaciones que dirigen su acción específicamente a los mayores y los de aquellas que organizan sus actividades en función

---

4   Merino Escobar, J., "Apoyo social: Teoría, medicina y hallazgos", *Ciencia y Enfermería*, vol. III, 1997, pág. 23-28, en Universidad Nacional de San Luis, Facultad de Química, Bioquímica y Farmacia, Carrera de Enfermería.

5 KHAN, R. L. y ANTONUCCI, T., "Convoys over the life course: atachment, roles and social support", en *Life-span development and behavoir*, n° 3, Boston, Lexington, 1980, págs. 254-283. GUZMÁN, J. y S. HUENCHUAN, "Redes de apoyo social de personas mayores", CELADE-División de Población de la CEPAL, MONTES DE OCA, V., Universidad Nacional Autónoma de México, *Ponencia presentada en el Simposio Viejos y Viejas. Participación, Ciudadanía e Inclusión Social, 51 Congreso Internacional de Americanistas*, Santiago de Chile, 14 al 18 de julio 2003.

6 SÁNCHEZ AYENDEZ, M., "El apoyo social informal", en Anzola, E., *et al.*, "La atención de los ancianos: un desafío para los años noventa", *Publicación Científica* n° 546, 1994, págs. 360-368.

de otros parámetros. En el primer caso, organizaciones de auxilio y beneficencia, las personas mayores reciben apoyo bajo la forma de aportes instrumentales, materiales o de ayuda emocional. En el segundo, se trata de entidades en las que las personas mayores participan activamente, incluso en la toma de decisiones, por ejemplo centro de jubilados.

> Apoyar a otros es preocuparse porque no fallen, es darles valor y confianza, es asistirlos para que enfrenten mejor su situación. Shumker y Brownel (1984) definen apoyo social como un intercambio de recursos entre, al menos, dos individuos percibidos como el proveedor y el receptor. McDowell y Newell (1996) dicen que usualmente se lo define en términos de la disponibilidad de personas en quien el sujeto pueda confiar o en quien pueda descansar, y que lo hagan sentirse cuidado y valorado como persona[7].

Estas autoras analizaron que la percepción de apoyo social no guarda relación con el bienestar en la población de AM, pero reconocen que el apoyo social y socioemocional son fundamentales para el envejecimiento exitoso, en relación a la promoción de la salud, ya que la ayuda de personas o grupos de referencias lleva a los AM a obtener tratamiento médico de manera más rápida, les provee de mejor información en salud, incluyendo el cómo acceder a los servicios, hacer más probable la adopción de comportamientos promotores de salud (caminar o no fumar), bajar los niveles de estrés y aumentar las resistencias a enfermedades.

En la actualidad, el apoyo social es concebido como un *"(...) complejo constructo que tiene tres dimensiones: estructura, función y percepción de calidad (...)"*[8]. Esta visión rescata los aspectos subjetivos del concepto y *"(...) se propone que la verdadera naturaleza del apoyo social hay que buscarla en los procesos perceptivos de los sujetos implicados, lo que tradicionalmente se ha denominado apoyo social percibido (...)"*[9].

---

[7] BARROS LEZAETA, C. y HERRERA PONCE, M., *Percepción de apoyo social y su relación con el bienestar de los adultos mayores en el Gran Santiago*, Santiago de Chile, 2003. pág. 2

[8] LYNCH, S., "Who Support Whom? Age and Gender Affect the Percieved Quality of Support from Family and Friends", *The Gerontologist*, n° 38, 2, 1995, págs. 239-46, en ARECHABALA MANTULIZ, M.C. y MIRANDA CASTILLO, C., "Validación de una escala de apoyo social percibido en un grupo de adultos mayores adscriptos a un programa de hipertensión de la Región metropolitana", *Ciencia y Enfermería*, n° 8, 1, 2002, págs. 49-55.

[9] MARTÍNEZ, M. (*et al.*), "La perspectiva psicosocial en la conceptualización del apoyo social", *Psicología social*, n° 10, 1995, 1, págs. 61-74, en ARECHABALA MANTULIZ, M.C. y MIRANDA CASTILLO, C., "Validación de una escala de apoyo social percibido en un grupo

En Psicología Social,[10] la percepción social hace referencia a los juicios elementales que, sobre las características de las otras personas, elaboramos en un primer contacto, y que revisten gran importancia debido a su función como elemento de guía para interacciones posteriores. Constituye el proceso mediante el cual podemos conocer a los demás. La percepción de personas entraña gran dificultad por la complejidad propia de los individuos y entra en el terreno de lo cotidiano sucediendo habitualmente en interacciones dinámicas en las que tanto percibimos como somos percibidos.

La socióloga Carmen Barros, de la Universidad Católica de Chile, lideró el estudio "Componentes de la calidad de vida del AM y factores asociados",[11] y sostiene que la capacidad de funcionamiento físico, la percepción del estado de salud, el significado que se atribuye a la vejez, el apoyo social instrumental (tener a quién recurrir en caso de problema o necesidad), y la realización de actividades como leer, salir de la casa y hacer ejercicio son algunos de los factores asociados a la calidad de vida en la población de AM.

Pero, paradójicamente, las percepciones de los AM reflejan fundamentalmente, dos "sin razones". Por un lado, la de la prolongación de la vida, en tanto no participa en la planificación y creación de sus vivencias. Elena, una anciana, expresaba *"¿Por qué nos hacen vivir tanto?"*, en relación a que la sociedad no resuelve el desafío de la vejez, creando instituciones desvinculantes, asistiendo ante el problema o evitando los riesgos previsibles. Las expectativas del AM reclaman una interlocución con la sociedad, ya que en esta etapa *"(...) el acotamiento del futuro retrotrae frecuentemente al sujeto a los recuerdos y relatos de lo ya vivido (...)"*[12] y necesitan compartirlos para alimentar el sentido de su vida.

---

de adultos mayores adscriptos a un programa de hipertensión de la Región metropolitana", *Ciencia y Enfermería*, n° 8, 2002, págs. 49-55.

10 GÓMEZ LEÓN, J.M., *Percepción social en psicología social. Orientaciones teóricas y ejercicios prácticos*, McGraw-Hill, Madrid, 1998.

11 BARROS, C., *Componentes de la calidad de vida del adulto mayor y factores asociados*, Universidad Católica de Chile, Santiago de Chile, Octubre, 2004.

12 RODRÍGUEZ, D., "Los viejos, la sociedad y sus familias", en MOLINA, S. (comp.), *Aspectos Psicosociales del Adulto Mayor, Salud Comunitaria, Creatividad y Derechos Humanos*, Lanús, Ediciones de la UNLa, 2004, pág. 23.

La otra paradoja se relaciona con los avances tecnológicos, ya que en la era de las comunicaciones, los AM se sienten relegados de escuchar y de ser escuchados; quedan fuera de los ámbitos sociales ya que quedan postergados en sus potencialidades expresivas y de vincularse afectiva y emocionalmente con lo que quieren y esperan.

Los AM, no obstante, van reconstruyendo nuevos sentidos y siguen apostando a sus vínculos familiares, de amistad, y rescatan personas especiales y significativas en su vida que les permiten trascender lo individual y reconstruir las valoraciones de las experiencias pasadas.

Se sugiere entonces una valoración que se complemente con la percepción que los AM poseen sobre el apoyo social, a quiénes perciben como sus proveedores de apoyo y contención y con quiénes perciben que pueden compartir la cotidianidad de su vida. Dicha valoración debe partir de la concepción del AM como ser único, con una historia, cultura, saberes, experiencias y necesidades.[13]

Algunas notas descriptivas sobre la percepción de apoyo social

El apoyo social percibido por los AM aparece como la anticipación del apoyo que podrían recibir si éste fuese necesario.

Los resultados de la presente investigación permiten identificar que el 40% de los AM del estudio manifiesta percibir apoyo social siempre, tanto de sus familias, como de sus amigos y de personas especiales. Sólo el 2,5% percibe carencia de apoyo social.

La categoría modal de la percepción de apoyo social familiar es "siempre", ya que 222 sujetos, el 76%, declara que "siempre" percibe apoyo de la familia[14]. Respecto al apoyo de los amigos, 156 sujetos (56%) perciben que siempre

---

13 ASOCIACIÓN AMERICANA DE FACULTADES DE ENFERMERÍA (AMERICAN ASSOCIATION OF COLLEGES OF NURSING –AACN; WASHINGTON, DC, EEUU) y FUNDACIÓN JOHN A. HARTFORD INSTITUTO PARA ENFERMERÍA GERIÁTRICA, 2000. Adultos Mayores: Competencias Recomendadas y Guía Curricular para El Cuidado de Enfermería Geriátrico en el Programa de Licenciatura (Baccalaureate), New York University College Of Nursing (New York),Traducción al español 2005, es una producción de AACN y de la Fundación John A. Hartford Instituto para Enfermería Geriátrica, en conjunto con la Facultad de Enfermería, New York University.

14 Ver Anexo V, tabla nº 58

pueden contar con ellos[15]. En tanto, las personas especiales son percibidas por 173 personas (61%) como fuentes de apoyo social siempre[16]. La percepción de apoyo social por parte de la familia la tienen siempre el 76% de las veces, por parte de los amigos el 56% de las veces, y por parte de una persona especial, el 61% de las veces.

La categoría modal de percepción de apoyo social permanente y siempre disponible, corresponde a la familia, ya que 222 sujetos (76%), perciben que "siempre" poseen apoyo familiar.

Entre los AM que declaran no percibir apoyo social, lo hacen respecto a personas especiales (44%) y amigos (38%). La familia resulta ausente en la percepción de apoyo sólo en 19 casos (19%)[17].

Por otro lado, los resultados muestran que los AM que declaran percibir apoyo social sólo a veces, consideran que sus amigos son una fuente de apoyo más importante que sus familias y que otras personas especiales o significativas, ya que perciben que pueden contar en el 42% de los casos, aunque sea ocasionalmente, con ellos. En cambio, esta percepción se reduce al 32% y 26% en el caso de persona especial o familia, respectivamente. Estos porcentajes se encuentran 12 y 17 puntos por debajo de la percepción de apoyo por parte de los amigos[18].

Como se describió anteriormente, cuando se percibe apoyo social casi siempre disponible, éste es principalmente provisto por los amigos (42%); las personas especiales, en un 35%, y la familia queda en un tercer lugar, percibida en un 23%[19].

No se han observado diferencias en la percepción de apoyo ante problemas, para compartir alegrías y penas, para tomar decisiones, como fuente de consuelo, apoyo emocional o ayuda. Cuando los AM perciben apoyo en la familia, en los amigos o en personas especiales, consideran que cuentan con ellos a veces, casi siempre o siempre, sin distinguir percepciones diferentes ante cualquier circunstancia en que demanden o necesiten dicho apoyo.

---

15 Ver Anexo V, tabla nº 59
16 Ver Anexo V, tabla nº 60
17 Ver Anexo V, tabla nº 61
18 Ver Anexo V, tabla nº 62
19 Ver Anexo V, tabla nº 63

¿Dónde encuentran los AM el apoyo social?

Para los AM del estudio, los proveedores de apoyo y contención aparecen, en la mayoría de los casos, relacionados a miembros de sus familias y a personas especiales o significativas. Estos hallazgos refuerzan la idea que los vínculos afectivos son los que guían la percepción de apoyo y están presentes en la continuidad y en la permanencia del soporte ante las contingencias de la vida cotidiana.[20] Los problemas, alegrías y penas moldean la necesidad de compartir momentos y experiencias, de conversar sobre vivencias, emociones y sentimientos; y expresan necesidad de apoyo y ayuda.

Las percepciones de apoyo reflejan la existencia de redes sociales que potencian las fuentes que lo proveen[21]. Descubren una relación entre la estructura social que sustenta dichas fuentes de apoyo: la familia extendida, la residencia cercana o compartida de sus miembros, la participación de los AM en actividades sociales y recreativas en instituciones de la comunidad, entre otras. El entramado social que conforma el entorno del AM le permite percibir fuentes diversas y permanentes de apoyo social. Esta realidad presenta coincidencias con la descripta en estudios llevados a cabo en países con características culturales similares a las de Argentina, específicamente en relación a la concepción de familia y a los valores vinculares de sus miembros[22].

Pero cuando los AM no cuentan con el apoyo familiar permanente, perciben que los amigos son la fuente que mejor les provee apoyo aunque no siempre esté disponible. De igual manera, cuando se piensa en la eventualidad o en ocasiones aisladas, los amigos son percibidos como una fuente de apoyo más importante que la familia y otras personas significativas.

La percepción de carencia de apoyo social manifestada por algunos AM en el estudio, impulsa a revisar las situaciones particulares de vida de

---

20 ARECHABALA MANTULIZ, M. C. y MIRANDA CASTILLO, C., "Validación de una escala de apoyo social...", Op. cit.

21 BARROS LEZAETA, C. y HERRERA PONCE, M., *Percepción de apoyo social y su relación con el bienestar...*, Op. cit.

22 ASOCIACIÓN AMERICANA DE FACULTADES DE ENFERMERÍA (AMERICAN ASSOCIATION OF COLLEGES OF NURSING–AACN; WASHINGTON, DC, EEUU) y FUNDACIÓN JOHN A. HARTFORD INSTITUTO PARA ENFERMERÍA GERIÁTRICA. *op. cit.*

esas personas, para comprender el contexto en que se ha construido tal percepción y explorar las alternativas que en la vida cotidiana permitan superar la soledad y el aislamiento, consecuencias inevitables ante la falta de alguna fuente de apoyo.

En general, las percepciones relacionadas a la permanencia y a la disponibilidad de fuentes de apoyo, señalan a la familia como la principal proveedora, siguiéndole las personas especiales o significativas en segundo lugar, y por último, los amigos.

Cuando la familia y las personas especiales no se perciben como apoyo, los amigos cobran relevancia, pero se reconoce que sólo se puede contar con ellos a veces.

El análisis de los resultados reivindica el valor de la familia como un elemento fundamental en la vida cotidiana de las personas adultas mayores y se reafirma que se percibe como el refugio esperado y la fuente de contención preferida por quienes se encuentran en la etapa de recolección de los frutos vinculares y afectivos experimentados a lo largo de su vida.

Capítulo 5

Una visión superadora de la realidad del AM

Conocer el perfil del AM ha posibilitado reafirmar las concepciones de las que se partieron y refleja una coincidencia con las tendencias mundiales. Este estudio permitió descubrir la *funcionalidad social* del AM como categoría emergente a partir de las capacidades y potencialidades de las personas que resuelven, autónoma y activamente, las situaciones de su vida cotidiana.

Las notas características observadas en el grupo estudiado permiten decir que la adultez mayor no es una etapa excluyente para que las personas puedan ser autónomas, proactivas e independientes en sus experiencias vitales, reconociendo su capacidad de decidir cómo vivir, involucrando sus gustos, preferencias, expectativas y creatividad.

Además, la persona, a lo largo de su vida, va construyendo una identidad particular y capacidades para la cotidianidad, moldeadas por el bagaje cultural e intercambios con el medio en el que vive.

La autonomía del AM para las ABVD está presente, como en cualquier etapa del ciclo vital, salvo ante limitaciones físicas, psicológicas o emocionales.

La edad no aparece como un factor condicionante de limitación en la independencia. Las mujeres, cuanto más jóvenes, más dependientes son en estas actividades que los hombres de la misma edad, pero a medida que ésta aumenta, se revierte la situación.

En las actividades de autocuidado se encuentra el mayor porcentaje de independencia, excepto cuando están comprometidas sus potencialidades relacionadas con la autoestima y seguridad. Los desplazamientos comprometen la independencia en ciertas actividades.

Respecto a las AIVD, es necesario comprender las diferencias culturales de los roles, las preferencias en los estilos de vida, las capacidades aprendidas en una sociedad que no siempre universaliza la apropiación de los modos instrumentales para vincularse en la cotidianidad.

La mayoría busca creativa y activamente aprovechar los recursos que el entorno le proporciona para facilitar y organizar sus actividades en relación con otros, y el uso de la tecnología de las comunicaciones revela falta de estímulo o idiosincrasia personal respecto de la mediatización.

Es relevante destacar que la autonomía en estas personas refuerza su adaptación al entorno, especialmente a las limitaciones que éste le impone.

Las dificultades en la realización de las AIVD aparecen más tempranamente en las mujeres, coincidente con una sociedad instrumentalizada fundamentalmente por varones.

La observación de las capacidades cognoscitivas permite rescatar que aunque la mayoría de las personas del estudio no han completado una educación formal, han sido capaces de desarrollar estrategias para afrontar los desafíos que el entorno les plantea.

Coincidentemente, la perspectiva de pensamiento post-formal propone una visión de la inteligencia como una capacidad con base en la experiencia y los procesos educativos, y no como una estructura que al alcanzar la madurez se cierra.

Se puede anticipar que este grupo tiene capacidad para percibir, procesar y utilizar información en las dimensiones temporales y espaciales, con cambios en la memoria a corto plazo en relación a contenidos poco familiares.

Se observan dificultades, por razones personales o por falta de oportunidades socioeducativas, en las tareas de leer y escribir, no así en las que requieren capacidades para la concentración.

Esto posibilita comprender que en la adultez y la vejez los cambios en las habilidades de pensamiento dependen de variables contextuales y de los desafíos cognitivos de la vida cotidiana.

La importancia de "contar con alguien" para los AM involucra el concepto de apoyo social, que puede definirse como la percepción hipotética que tiene una persona sobre otras en las que pueda confiar, o en quienes pueda descansar, que lo hagan sentirse cuidado y valorado. Dicha percepción revela que los vínculos afectivos son los que aseguran la continuidad y permanencia de apoyo ante las contingencias de la vida, que entrañan la complejidad propia de las personas y de las interacciones dinámicas de la cotidianidad.

Se reivindica el valor de la familia como un elemento fundamental en la vida cotidiana de las personas adultas mayores, se reafirma que se percibe como el refugio esperado y la fuente de contención preferida por quienes se encuentran en la etapa de recolección de los frutos vinculares y afectivos experimentados a lo largo de su vida. La existencia de percepción de carencia de apoyo en algunos AM orienta a revisar las situaciones particulares y contextuales de vida de los mismos.

Este estudio permite mostrar a un AM con capacidades promovibles para la realización de sus ABVD y AIVD, que independientemente de sus situaciones particulares como personas únicas, comparten, en la mayoría de los casos, una independencia y autonomía que revela que la vejez no es sinónimo de dependencia, sino por el contrario, reivindica las visiones que postulan que la persona, durante toda su vida, es capaz de desarrollarse y generar estrategias y habilidades para seguir aprendiendo, en contextos sociales y culturales muchas veces limitantes.

De lo antes expuesto surgen líneas futuras de trabajo que desafían el pensar contextos sociales y de seguridad que permitan mantener esa independencia en los AM, rediseñando los escenarios que se les ofrecen para participar activamente, y el propiciando espacios colaborativos de redes sociales en la configuración de representaciones que privilegien el respeto por la "humana condición" de todas las personas.

> Los invitamos a sumarse en esta búsqueda del significado que los adultos mayores otorgan a las vivencias de su cotidianidad, para pensar estrategias que involucren sus experiencias, sus sentimientos, sus valores y sus sueños...

Bibliografía

ALBARRÁN, C. et al., "Estudio descriptivo de la población inmigrante en el área básica de salud Granollers-4 Sur", *Revista de Enfermería del Hospital Italiano, nº 5*, 2001, pág 14.

ARANIBAR, P., *"Acercamiento conceptual a la situación del adulto mayor en América Latina"*, Proyecto Regional de Población CELADE-FNUAP, División de Población de la CEPAL, Santiago de Chile, diciembre 2001.

ARECHABALA MANTULIZ, M. y MIRANDA CASTILLO, C., "Validación de una escala de apoyo social percibido en un grupo de adultos mayores adscriptos a un programa de hipertensión de la Región Metropolitana", *Ciencia y Enfermería*, nº 8, 2002.

ASOCIACIÓN AMERICANA DE FACULTADES DE ENFERMERÍA (AMERICAN ASSOCIATION OF COLLEGES OF NURSING –AACN; WASHINGTON, DC, EEUU) y FUNDACIÓN JOHN A. HARTFORD INSTITUTO PARA ENFERMERÍA GERIÁTRICA. 2000. Adultos Mayores: Competencias Recomendadas y Guía Curricular para El Cuidado de Enfermería Geriátrico en el Programa de Licenciatura (Baccalaureate). New York University College Of Nursing (New York). Traducción al español 2005, es una producción de AACN y de la Fundación John A. Hartford Instituto para Enfermería Geriátrica, en conjunto con la Facultad de Enfermería, New York University.

BARROS LEZAETA, C. y HERRERA PONCE, M., *Percepción de apoyo social y su relación con el bienestar de los adultos mayores en el gran Santiago*, Santiago de Chile, septiembre 2003.

BARROS, C., *Componentes de la calidad de vida del adulto mayor y factores asociados*, Universidad Católica de Chile, Santiago de Chile, octubre 2004.

BLASCO BATALLER, S. y MELÉNDEZ MORAL, J., "Cambios en la memoria asociados al envejecimiento", *Rev. Gerlátrika*, Departamento de

Psicología Evolutiva y de la Educación, Universidad de Valencia, España, 2006.

CARDONA ARANGO, D.; ESTRADA RETRESPO, A. y AGUDELO GARCÍA, B., "Aspectos subjetivos del envejecimiento: redes de apoyo social y autonomía de la población adulta mayor de Medellín", *Revista Invest Educ Enferm*, nº 21 Colombia, septiembre 2003. págs. 80-91. Dirección URL: http://tone.udea.edu.co/revista/html/modules.php?op=modload&name=Sections&file=index&req=listarticles&secid=42

CONSEJO INTERNACIONAL DE ENFERMERÍA, 2000. Dirección URL: www.icn.indkit.htm., [Consulta: 20 de julio de 2007].

CONSEJO INTERNACIONAL DE ENFERMERÍA, "El CIE y el envejecimiento saludable. Desafío para la salud pública y la enfermería", *Temas de Enfermería Actualizados*, nº 8, Buenos Aires, 2000, pág. 38.

CORNACHIONE LARRINAGA, M., *Psicología del desarrollo. Vejez. Aspectos biológicos, psicológicos y sociales*, Brujas, Córdoba, 2006.

DORANTES-MENDOZA, G.; ÁVILA-FUNES, J.; MEJÍA-ARANGO, S.; GUTIÉRREZ ROBLEDO, L., "Factores asociados con la dependencia funcional en los adultos mayores: un análisis secundario del Estudio Nacional sobre Salud y Envejecimiento en México, 2001", *Rev Panam Salud Pública*, nº 22, julio 2007. págs. 1-11. Dirección URL:http://www.scielosp.org/scielo.php?script=sci_abstract&pid=S102049892007000600001&lng=es&nrm=iso&tlng=es

FERNÁNDEZ BALLESTEROS, "Vejez con éxito o vejez competente: un reto para todos.", en *Ponencia de las IV Jornadas de la AMG: Envejecimiento y Prevención*, AMG, Barcelona, 1998.

FERNÁNDEZ MÉNDEZ, R.; PEÑAS MALDONADO, M. y DÍAZ PIEDRA, C., "Bienestar autopercibido y nivel de autonomía de las personas mayores y su relación con el lugar de residencia", *Metas de Enfermería*, nº 10, dic 2007/ene 2008, págs. 65-71.

FERRANTE, V., "Indicadores cognitivos y perceptivos motores de envejecimiento", *RIDEP*, Vol 18, n° 2, Buenos Aires, 2004.

FRANCO, L. "Derechos humanos para los viejos", en MOLINA, Silvia (compiladora), *Aspectos Psicosociales del Adulto Mayor. Salud Comunitaria, Creatividad y Derechos Humanos*, Lanús, Ediciones de la UNLa, 2004.

GÓMEZ LEÓN, J., *Percepción social en psicología social*, Orientaciones teóricas y ejercicios prácticos, McGraw-Hill, Madrid, 1998.

GRUPO DE CUIDADO, *Dimensiones del cuidado*, Bogotá, Unibiblos, 1998.

GRUPO DE CUIDADO, *El arte y la ciencia del cuidado*, Bogotá, Unibiblos, 2002.

GUZMÁN, J. y HUENCHUAN, S., "Redes de apoyo social de personas mayores", CELADE-División de Población de la CEPAL, MONTES DE OCA, V., Universidad Nacional Autónoma de México, *Ponencia presentada en el Simposio Viejos y Viejas. Participación, Ciudadanía e Inclusión Social, 51 Congreso Internacional de Americanistas*, Santiago de Chile, 14 al 18 de julio de 2003.

HELLER, Á., *Sociología de la vida cotidiana*, 5ª ed., Traducción de J.F. Yvars y E. Pérez Nadal, Barcelona, Península, 1998.

HERNÁNDEZ ROSETA, D.; VALDEZ SANTIAGO, R. y JUÁREZ RAMIREZ, C., "La percepción del apoyo social en mujeres con experiencia de violencia conyugal", *Salud Mental*, nº 28, 4, Universidad Nacional de La Rioja, 2005, págs. 66-73.

KÉROUAC, S. y Cols., *El pensamiento enfermero*, Barcelona, Masson, 2005.

KHAN, R. y ANTONUCCI, T., "Convoys over the life course: atachment, roles and social support", *Life-span development and behavoir*, nº 3, Boston, Lexington, 1980.

LAPUENTE, F. y SÁNCHEZ NAVARRO, J., "Cambios NeurO.P.S.icológicos asociados al envejecimiento normal", en *Anales de Psicología*, vol. 14, nº 1, Universidad de Murcia, España, 2004.

LYNCH, S., "Who Support Whom? Age and Gender Affect the Percieved Quality of Support from family and Friends" *The Gerontologist*, nº 38, 2, 1995, págs. 239-46, en ARECHABALA MANTULIZ, M. y MIRANDA CASTILLO, C., "Validación de una escala de apoyo social percibido en un grupo de *adulto mayores* adscriptos a un programa de hipertensión de la Región metropolitana", *Ciencia y Enfermería*, nº 8, 1, 2002, págs. 49-55.

MACÍAS, J. (*et al.*), *Reminiscencias y calidad de vida en la población anciana*, Metas, n° 43, marzo 2002, págs. 6-11.

MALVAREZ, S. y BALANZA, G., *Propuesta de lineamientos para la enseñanza de la enfermería en salud del adulto mayor*, Documento de Trabajo para discusión, Versión 1, noviembre 2005.

MARRINER-TOMEY, A. y ALLIGOOD, M., *Modelos y teorías en enfermería*, 6ª ed., Madrid, Elsevier Mosby, 2007.

MARRINER-TOMEY, A. y ALLIGOOD, M., *Modelos y teorías en enfermería*, 5ª ed., Madrid, Elsevier Mosby, 2003.

MARTINEZ, M. (*et al.*), "La perspectiva psicosocial en la conceptualización del apoyo social", *Psicología social*, n° 10, 1995, 1, págs. 61-74, en ARECHABALA MANTULIZ, M. y MIRANDA CASTILLO, C., "Validación de una escala de apoyo social percibido en un grupo de *adultos mayor*es adscriptos a un programa de hipertensión de la Región metropolitana", *Ciencia y Enfermería*, n° 8, 2002, págs. 49-55.

MENÉNDEZ, J.; GUEVARA, A.; ARCIA, N; LEÓN DÍAZ, E.; MARÍN, C. y ALFONSO, J. C., "Enfermedades crónicas y limitación funcional en adultos mayores: estudio comparativo en siete ciudades de América Latina y el Caribe", *Rev Panam Salud Pública*, n° 17, mayo- junio 2005, págs. 353-361. Dirección URL: http://www.scielosp.org/scielo.php?script=sci_abstract&pid=S102049892005000500007&lng=es&nrm=iso&tlng=es

MERINO ESCOBAR, J., "Apoyo social: Teoría, mediciones y hallazgos", Ciencia y Enfermería, Vol III, 1997, Universidad Nacional de San Luis, Facultad de Química, Bioquímica y Farmacia, Carrera de Enfermería, *Proyecto Salud, Autocuidado y apoyo social del Adulto Mayor en la comunidad de San Luis*, 2007 - 2008.

MIRANDA, C. (ed.), *La ocupación en la vejez. Una visión gerontológico desde Terapia ocupacional*, 2ª ed., Mar del Plata, Ediciones Suárez, 2005.

MOLINA, S., comp., *Aspectos psicosociales del adulto mayor. Salud comunitaria, creatividad y derechos humanos*, Lanús, Ediciones de la UNLa, 2004.

MORÍN, E., *Introducción al pensamiento complejo*, Gedisa, Barcelona, 2005.

MORUNO MIRALLES, P. y ROMERO AYUSO, D., *Actividades de la vida diaria*, Barcelona, Masson, 2006.

ODDONE, M. y AGUIRRE, M., "Ochenta y más: los desafíos de la longevidad", en MOLINA, S. (comp.), *Aspectos Psicosociales del adulto mayor. Salud Comunitaria, Creatividad y Derechos Humanos*, Lanús, Ediciones de la UNLa, 2004.

ORGANIZACIÓN MUNDIAL DE LA SALUD, *Acta 55ª Asamblea Mundial de la Salud. Envejecimiento y Salud*. A55/17, Punto 13.12 del orden del día provisional, 2002.

ORGANIZACIÓN MUNDIAL DE LA SALUD, *Salud y envejecimiento*, Un documento para el debate, Versión preliminar, 2001.

ORGANIZACIÓN MUNDIAL DE LA SALUD, *Hombres, envejecimiento y salud. Conservar la salud a lo largo de la vida*, Grupo de estudio de enfermedades no transmisibles y salud mental, Departamento de prevención de enfermedades no transmisibles y promoción de la salud, Unidad Envejecimiento y el curso de la vida, 2001.

ORGANIZACIÓN MUNDIAL DE LA SALUD, "Envejecimiento activo: un marco político", *Revista Española de Geriatría y Gerontología*, Agosto.

ORGANIZACIÓN PANAMERICANA DE LA SALUD. *Plan de acción en salud y envejecimiento: los adultos mayores en las Américas, 1999-2002*, 1998.

ORGANIZACIÓN PANAMERICANA DE LA SALUD, *La transición hacia un nuevo siglo de salud en las Américas. Informe anual de la directora*, Documento Oficial nº 312, 2003.

ORGANIZACIÓN PANAMERICANA DE LA SALUD, *Promoción de la salud para un envejecimiento activo*, El Salvador, Ministerio de Salud Pública y Asistencia Social, 2004.

ORGANIZACIÓN PANAMERICANA DE LA SALUD, *La salud en las Américas*, Washington D.C., Publicación científica y técnica nº 587, Vol. I y II, 2002.

ORGANIZACIÓN PANAMERICANA DE LA SALUD. FUNDACIÓN JOHN A. HARTFORD. INSTITUTO PARA ENFERMERÍA GERIÁTRICA. FACULTAD DE ENFERMERÍA. NEW YORK

UNIVERSITY, *Diálogo global sobre competencias de enfermería en el adulto mayor, Video-Conferencia, Córdoba*, 2005.

PALACIOS, J. "El desarrollo después de la adolescencia", en PALACIOS, J.; MARCHESI, A. y COLL, C., *Desarrollo psicológico y educación*, Madrid, Alianza, 1998.

PENA, P., "La salud en el contexto de la nueva salud pública", *Revista Rol*, nº 26, Barcelona, 2003.

PÉREZ MARTÍNEZ, V., "El deterioro cognitivo: una mirada previsor", *Revista Cubana Médica General e Integrativa*, nº 21, 2005.

PICHÖN RIVIERE, E., *Crítica a la vida cotidiana*, Ediciones Cinco, 1989.

PIÑOL TORELLÓ, M., "Actividades culturales y de ocio en la población mayor institucionalizada", *Metas de Enfermería*, nº 9, mayo 2006.

REYES-AUDIFFRED, V.; ARIAS MERINO, E.D.; SIBAJA-TRINIDAD, L.M. y LEITÓN-ESPINOZA, Z., "Perfil del *adulto mayor* de San Luis de Tlaxialtemalco en México, D.F. 2003", en *Enfermería Universitaria*, Vol. 1, nº 3, setiembre-diciembre 2004.

RODRIGUEZ, D., "Los viejos, la sociedad y sus familias", en MOLINA, S. (comp.), *Aspectos Psicosociales del adulto mayor, Salud Comunitaria, Creatividad y Derechos Humanos*, Lanús, Ediciones de la UNLa, 2004.

SÁNCHEZ AYENDEZ, M., "El apoyo social informal", en Anzola, E., et al. *La atención de los ancianos: un desafío para los años noventa*, Publicación Científica nº 546, 1994.

SÁNCHEZ LÁZARO, A. y PEDRERO GARCÍA, E., *Intervención socioeducativa con personas mayores: nueva realidad del siglo XXI*, Red de integración especial, 2000.

UNIVERSIDAD NACIONAL DE SAN LUIS. FACULTAD DE QUÍMICA, BIOQUÍMICA Y FARMACIA, CARRERA DE ENFERMERÍA, *Proyecto Salud, Autocuidado y Apoyo Social del Adulto Mayor en la comunidad de San Luis*, 2007-2008.

VILLALBA, R., *Comunidad y Enfermería*, Córdoba, Brujas, 2000.

YUNI, J. y URBANO, C., *Educación de Adultos Mayores. Teoría, investigación e intervenciones,* Córdoba, Brujas, 2005.

ZABALA G., VIDAL G.; CASTRO S.; QUIROGA, P. y KLASSEN P., "Funcionamiento social del adulto mayor", *Ciencia y Enfermería,* n° XII, 2006, págs. 53-62.

ZARRAGOITIA ALONSO, I., "Lo Cognitivo en la ancianidad", en *Alcmeon, Revista Argentina de Clínica NeurO.P.S.iquiátrica,* n° 2, noviembre 2007.

Anexos

Los instrumentos utilizados para la recolección de la información se detallan a continuación:

Un cuestionario para las características sociodemográficas, que consta de 14 ítems, considera las condiciones personales, de existencia o contextuales, laborales y previsionales y de apoyo social;

Índice de Barthel para las Actividades Básicas de la Vida Diaria, modificado por Sharh; evalúa la ejecución de las A. B. V. D. como son: Comer, Lavarse, Bañarse, Vestirse, Eliminación (fecal y Urinaria) Ir al retrete, Traslado del sillón a la cama, Deambulación, Subir y bajar escaleras. Los ítems tienen una puntuación para la Independencia que oscila entre 5 y 15 puntos; y una puntuación para la Dependencia de 0. La puntuación máxima que se puede alcanzar es de 100 puntos.

Índice para las Actividades Instrumentales de la Vida Diaria (Lawton y Brody): Esta escala mide la capacidad para la realización de Actividades Instrumentales de la Vida Diaria (AIVD) a través de 8 ítems, que son Usar el teléfono, Ir de compras, Preparación de la Comida, Cuidar de la Casa, Lavado de la Ropa, Medio de transporte, Responsabilidad sobre la medicación y utilización del dinero. Cada Item tiene una puntuación entre 1= Capacidad y 0= Incapacidad. La puntuación total para el índice es de 8.

Miniexamen cognoscitivo (Lobo y cols.): consta de 5 ítems (Orientación, Fijación, Concentración y Cálculo, Memoria, Lenguaje y Construcción) con puntajes que van de 1 a 5 cuando las respuestas son correctas, siendo el total para la escala 35 puntos; y

Escala Multidimensional de Percepción de Apoyo Social (MSPSS) de Zimet, et.al. Fue tomada del estudio de validación de la escala, realizado por Arechabala Mantuliz y Miranda Castillo (2002)[1] y modificada, tras prueba piloto. Originalmente consta de 12 ítems, que recogen información del apoyo social percibido en tres áreas (familia, amigos y otros significativos; para el presente estudio, se reemplaza "otros significativos" por "persona especial". La escala considera 7 puntos para cada ítem desde 1= muy en desacuerdo hasta 7= muy de acuerdo). Los resultados de la prueba del instrumento en 20 AM en una población similar a la del estudio, mostraron dificultades en las respuestas a los criterios de la escala original, por lo que se realizaron modificaciones.

---

1   ARECHABALA MANTULIZ, M.C. y MIRANDA CASTILLO, C., Op.Cit., págs. 49-55.

La adaptación realizada permitió cambiarla por una escala tipo Likert de 4 puntos cuyos indicadores son: nunca=1, a veces=2, casi siempre=3 y siempre=4. Además, se agruparon los ítems referidos a familia, amigos y personas especiales, ya que en la prueba piloto también se observaron dificultades en las respuestas con los ítems entremezclados.

Cuestionario SOCIODEMOGRAFICO

1. Sexo 1.1. Masculino 1.2. Femenino
2. Edad
3. Estado Civil
   - 3.1. soltero
   - 3.2. casado/en concubinato
   - 3.3. viudo
   - 3.4. divorciado/separado
   - 3.5. ns/nc

4. Escolaridad
   - 4.1. Primaria   4.1.1. Completa   4.1.2. Incompleta
   - 4.2. Secundaria   4.2.1. Completa   4.2.2. Incompleta
   - 4.3. Terciaria   4.3.1. Completa   4.3.2. Incompleta
   - 4.4. Universitaria   4.4.1. Completa   4.4.2. Incompleta
   - 4.5. Ninguna
   - 4.6. ns/nc

5. Residencia Habitual
   - 5.1. Casa propia
   - 5.2. Casa alquilada
   - 5.3. Residencia geriátrica
   - 5.4. Otra   (especificar)

6. Solo para am (casados/en concubinato) en residencias geriátricas: ¿vive su cónyuge en la residencia?
   6.1. Si   6.2. No   6.3. Ns/nc

7. Solo para am de la comunidad: ¿quién vive con ud?
   (Especificar)

8. Trabajo remunerado
   8.1. Si   8.2. No   8.3. Ns/nc

9. Tipo de trabajo
   - 9.1. Independiente
     - 9.1.1. Especificar
   - 9.2. En relación de dependencia
     - 9.2.1. Especificar

10. Jubilación
    10.1. Si   10.2. No   10.3. Ns/nc

11. Pensión
    11.1. Si   11.2. No   11.3. Ns/nc

11. Pensión
11.1. si   11.2. no   11.3. ns/nc

12. Ingresos Fijos (en CBT: canasta básica total = $ 680)

12.1. más de $ 2041.-
12.2. entre $1361.- y $2040.-
12.3. entre $681.- y $1360.-
12.4. menos de $680.-
12.5. ninguno
12.6. ns/nc

13. ¿Hay alguien que le ayudaría si se enfermara o quedara discapacitado?
13.1. si   13.2. no   13.3. ns/nc

14. Si la respuesta es afirmativa, preguntar "a" y "b"

   A. Esa persona, ¿cuidaría de Ud...?

   a.1. indefinidamente
   a.2. durante un breve espacio de tiempo
   a.3. de vez en cuando
   a.4. ns/nc

   B. ¿Quién es esa persona?
   (especificar)

Escala de BARTHEL

Actividades Básicas Vida Diaria *(Modificado por Sharh. 1989)*

Higiene Personal (aseo)
5. Puede lavarse la cara y las manos, peinarse y lavarse los dientes. Si es hombre, puede usar la máquina de afeitar sin ayuda para insertar la hoja si es manual, enchufarla si es eléctrica, o para sacarla del armario o cajón. Si es mujer, es capaz de maquillarse si lo hace habitualmente, pero no se exige poder peinarse con un rodete o recogido.
4. Es capaz de dirigir su propia higiene personal pero necesita mínima ayuda antes o después de las maniobras.
3. Requiere de alguna ayuda en uno o más pasos de la higiene personal.
1. Requiere ayuda en todos los pasos de la higiene personal.
0. La persona es incapaz de atender a su higiene personal, y es dependiente en todos los aspectos de la misma.
<u>Bañarse</u>
5. Puede hacerlo en la bañera, en la ducha, o lavarse entero utilizando simplemente una esponja. Puede dar todos los pasos sin la presencia de otra persona.
4. Requiere supervisión por seguridad a la hora de ajustar la llave del agua, o entrar/salir de la bañera o ducha.
3. Necesita ayuda para entrar/salir de la bañera o ducha, o para lavarse o secarse; (esta puntuación incluye la situación en la que una persona es incapaz de completar el lavado corporal por su estado, presencia de enfermedad, etc).
1. Necesita ayuda en todos los aspectos del baño.
0. Es totalmente dependiente para bañarse.
<u>Alimentación</u>
10. Come por sí solo en una bandeja o en la mesa si alguien le coloca la comida a su alcance. Capaz de usar cualquier cubierto o ayuda técnica si precisa, cortar la carne, echar sal u otros condimentos, extender mantequilla, etc.
8. Es independiente para comer si se le prepara el plato, pero necesita ayuda para cortar la carne, abrir una caja de cartón con leche, abrir un tarro, etc. Para lo demás no es necesaria la presencia de otra persona.
5. Capaz de comer por sí mismo con supervisión. Necesita ayuda en tareas: comer, echar leche o azúcar en el café, echar sal, extender mantequilla, cambiar de plato u otras actividades de organización de la comida.
2. Puede usar algún cubierto, en general la cuchara, pero necesita que alguien le ayude activamente para comer.
0. Dependiente en todos los aspectos y necesita que alguien le alimente.
<u>Ir al baño</u>
10. Entra y sale solo, se abrocha y desabrocha la ropa, evita manchar la ropa, y usa papel higiénico sin ayuda. Si lo necesita, puede usar un orinal u otro sustituto del inodoro por la noche, siendo capaz de vaciarlo y limpiarlo.
8. Puede necesitar supervisión por seguridad. Puede usar un sustituto del inodoro por la noche (orinal, etc.) pero requiere ayuda para vaciarlo y limpiarlo.
5. Puede necesitar ayuda para manejar la ropa, levantarse o sentarse, o lavarse las manos.
2. Requiere ayuda en todos los aspectos.
0. Completamente dependiente
<u>Escaleras</u>
10. Puede subir y bajar un piso de escaleras de forma segura sin ayuda o supervisión. Capaz de usar el pasamanos y utilizar ayudas habituales en él, como un bastón o una muleta, cuando asciende o desciende.
8. Generalmente no requiere ayuda. A veces requiere supervisión por seguridad debido a rigidez matutina, dificultad respiratoria, etc.

5. Es capaz de subir y bajar pero no de llevar las ayudas que normalmente usa, y necesita ayuda o supervisión.
2. Necesita ayuda en todos los aspectos del uso de escaleras.
0. Es incapaz de subir escaleras.

Vestirse

10. Es capaz de ponerse, quitarse y abrocharse la ropa, atarse los cordones, y ponerse, abrocharse, o quitarse el cinto, u otros suplementos de la ropa adecuadamente.
8. Sólo necesita mínima ayuda para vestirse (ej. Abrocharse botones, subir cremallera, calzarse, etc.)
5. Necesita ayuda para ponerse y/o quitarse cualquier prenda (ropa o calzado)
2. La persona es capaz de participar en algún grado, pero es dependiente en todos los aspectos del vestido.
0. La persona es dependiente en todos los aspectos del vestido y es incapaz de participar en la actividad.

Control Intestinal

10. Controla la deposición sin episodios de incontinencia. Puede aplicarse un supositorio o enema si lo precisa.

8. Puede requerir supervisión con el uso de supositorios. Mancha la ropa de heces ocasionalmente.

5. La persona puede adoptar una posición adecuada, pero no puede usar supositorios o enemas, o limpiarse, sin ayuda, y tiene frecuentes accidentes. Requiere ayuda para colocarse el pañal.

2. La persona necesita ayuda para adoptar una posición adecuada para usar enemas o supositorios.

0. La persona es incontinente fecal.

Control Vesical

10. Capaz de control vesical día y noche, es independiente para manipular el catéter vesical y el uso de dispositivos externos.

8. Permanece generalmente seco por el día y la noche, pero puede tener algún accidente (episodio de incontinencia) ocasional, necesitando de mínima ayuda para la manipulación de catéter vesical y el uso de dispositivos externos.

5. Permanece en general seco durante el día, no de noche, necesitando de mínima ayuda para la manipulación de catéter vesical y el uso de dispositivos externos

2. la persona es incontinente pero es capaz de colaborar con la manipulación de catéter vesical y para usar los dispositivos externos

0. La persona es incontinente y dependiente para la manipulación de catéter vesical y el uso de dispositivos externos

Traslado sillón/cama

15. Es independiente. En el caso de personas con silla de ruedas, es capaz de acercarse a la cama en la silla, frenarla, elevar el reposa pies, trasladarse a la cama, tumbarse, volver a sentarse en el borde de la cama, cambiar la posición de la silla de ruedas, y volverse a sentar en ella, todo ello de forma segura.

12. Necesita la presencia de otra persona que le aporte confianza, o que le supervise por seguridad.

8. Necesita la ayuda de otra persona en cualquiera de las fases del traslado.

3. Es capaz de participar pero necesita de la ayuda máxima de otra persona en todas las fases del traslado.

0. Incapaz de participar. Se necesitan dos personas para el traslado del paciente con o sin dispositivos mecánicos.

Deambulación

15. Capaz de levantarse, sentarse, y caminar 50 m sin ayuda o supervisión. Puede usar cualquier ayuda (bastones, muletas o andador), pero debe ser capaz de manipularla y dejarla en su sitio de uso por sí solo.

12. Es independiente pero incapaz de caminar 50 m sin ayuda o supervisión, necesaria para darle confianza o seguridad en situaciones peligrosas.

8. Necesita ayuda para alcanzar las ayudas y/o manipularlas Necesita de la ayuda de una persona.

3. Necesita la presencia constante de una o más personas.

0. Dependiente en la deambulación.

Persona en silla de ruedas (alternativa a la deambulación) Sólo utilizar este ítem si el paciente puntúa 0 en la deambulación y ha sido entrenado en el uso de la silla de ruedas.

5. Propulsa independientemente la silla de ruedas, dobla la esquina, gira y coloca la silla en posición apropiada al lado de la mesa, cama, inodoro, etc. Debe ser capaz de empujar la silla al menos 50 m.

4. Puede autopropulsarse un tiempo razonable en terreno liso. Necesita mínima ayuda en "esquinas muy cerradas"

3. Necesita la presencia de una persona y la ayuda para colocar la silla adecuadamente al lado de la cama, mesa, etc.

1. La persona puede autopropulsarse distancias cortas por terreno llano, pero necesita ayuda para el resto de situaciones propias del uso de la silla de ruedas

0. Es dependiente en la deambulación con silla de ruedas.

ESCALA DE LAWTON
Actividades Instrumentales de la Vida Diaria

A. Capacidad para usar el teléfono
1. Utiliza el teléfono por iniciativa propia y sin ayuda — 1
2. Es capaz de marcar algunos números familiares — 1
3. Es capaz de contestar al teléfono pero no de marcar — 1
4. No usa el teléfono nunca — 0

B. Ir de Compras
1. Realiza todas las compras necesarias sin ayuda — 1
2. Realiza independientemente pequeñas compras — 1
3. Necesita ir acompañado para realizar cualquier compra — 0
4. Completamente incapaz de comprar — 0

C. Preparación de la Comida
1. Organiza, prepara y sirve las comidas por sí solo sin ayuda — 1
2. Prepara bien las comidas si le dan los ingredientes — 0
3. Prepara, calienta y sirve la comida pero no sigue una dieta adecuada — 0
4. Necesita que le preparen y sirvan la comida — 0

D. Cuidado de la Casa
1. Cuida la casa sin ayuda, o con ayuda ocasional en trabajos pesados — 1
2. Realiza tareas domésticas ligeras, como lavar platos o hacer las camas — 1
3. Realiza tareas domésticas ligeras, pero no mantiene una limpieza aceptable — 1
4. Necesita ayuda con todas las tareas domésticas — 0
5. No participa en ninguna labor doméstica — 0

E. Lavado de Ropa
1. Lava toda su ropa sin ayuda — 1
2. Lava o aclara pequeñas prendas de ropa — 1
3. Necesita que otro se ocupe de todo el lavado — 0

F. Utilización de medios de Transporte
1. Viaja con independencia en transportes públicos o conduce su propio coche — 1
2. No usa transporte público, salvo taxis — 1
3. Viaja en transporte público si le acompaña otra persona — 1
4. Sólo viaja en taxi o automóvil con ayuda de otros — 0
5. No viaja en absoluto — 0

G. Responsabilidad sobre la Medicación
1. No precisa ayuda para tomar la medicación a la hora y dosis correcta — 1
2. Toma su medicación si la dosis es preparada con antelación — 0
3. No es capaz de responsabilizarse de su propia medicación — 0

H. Capacidad para utilizar dinero y manejar sus Asuntos Económicos
1. No precisa ayuda para manejar dinero ni llevar sus cuentas — 1
2. Realiza las compras de cada día, pero necesita ayuda para ir al banco y en grandes compras — 1
3. Incapaz de manejar dinero — 0

MINIEXAMEN COGNOSCITIVO (Lobo y cols.)

Orientación:
Dígame el día_____ Fecha___ Mes_____ Estación_____ Año____ __ (5)

Dígame el lugar en que estamos _____ Planta _____

Ciudad _____ Prov._____ Nación_____ ___ (5)

Fijación:
Repita estas 3 palabras: plata-caballo-manzana
(repetirlas hasta que las aprenda). . . . . ___ (3)

Concentración y cálculo
Si tiene $15.- y me va dando de 3 en 3. ¿cuántos le van quedando?.___ (5)

Repita estos números: 5-9-2 (hasta que los aprenda)
Ahora hacia atrás . . . . ___ (3)

Memoria:
¿Recuerda las tres palabras que le he dicho antes?. . . . . . . ___ (3)

Lenguaje y construcción
(Mostrar una lapicera). ¿Qué es esto? (repetir con otro objeto).. ___ (2)

Repita esta frase: *En un trigal había cinco perros* . . . . ___ (1)

Una manzana y una pera son frutas, ¿verdad? ¿qué son el rojo y el verde?
. . . . ¿Qué son un perro y un gato? . . . . ___ (2)

Tome este papel con la mano derecha, dóblelo por la mitad y póngalo encima de la mesa (o de otro objeto cercano) . . . . ___ (3)

Lea esto y haga lo que dice: CIERRE LOS OJOS . . . . ___ (1)

Escriba una oración . . . . ___ (1)

Copie este dibujo

Escala MULTIDIMENSIONAL DE PERCEPCIÓN DE APOYO SOCIAL

1.- Mi familia realmente intenta ayudarme.

a= nunca
b= a veces
c= casi siempre
d= siempre

2.- Tengo la ayuda emocional y apoyo que necesito de parte de mi familia.

a= nunca
b= a veces
c= casi siempre
d= siempre

3.- Puedo conversar de mis problemas con mi familia.

a= nunca
b= a veces
c= casi siempre
d= siempre

4.- Mi familia está dispuesta a ayudarme a tomar decisiones.

a= nunca
b= a veces
c= casi siempre
d= siempre

5.- Mis amigos realmente intentan ayudarme.

a= nunca
b= a veces
c= casi siempre
d= siempre

6.- Puedo contar con mis amigos cuando tengo problemas.

a= nunca
b= a veces
c= casi siempre
d= siempre

7.- Cuando tengo alegrías o penas puedo compartirlas con mis amigos.

a= nunca
b= a veces
c= casi siempre
d= siempre

8.- Puedo conversar de mis problemas con mis amigos.

a= nunca
b= a veces
c= casi siempre
d= siempre

9.- Hay una persona especial que está cuando la necesito.

a= nunca
b= a veces
c= casi siempre
d= siempre

10.- Hay una persona especial con la cual puedo compartir mis alegrías y mis penas.

a= nunca
b= a veces
c= casi siempre
d= siempre

11.- Tengo una persona especial, quien es fuente de consuelo para mi.

a= nunca
b= a veces
c= casi siempre
d= siempre

12.- Hay una persona especial que se interesa por lo que yo siento.

a= nunca
b= a veces
c= casi siempre
d= siempre

ANEXO 2

CARACTERÍSTICAS SOCIODEMOGRÁFICAS

TABLA N º 1: DISTRIBUCIÓN SEGÚN SEXO

Sexo	f	%
Femenino	173	58%
Masculino	126	42%
Total	299	100%

Fuente: Tabla maestra

TABLA N ª 2: DISTRIBUCIÓN SEGÚN EDAD

Edad	f	%
60-64	13	5%
65-69	69	23%
70-74	71	24%
75-79	59	20%
80-84	45	15%
85 y más	35	12%
Sin dato	7	2%
Total	299	100

Fuente: Tabla maestra

TABLA N º 3: DISTRIBUCIÓN SEGÚN ESTADO CIVIL

Estado Civil	f	%
Soltero	27	9%
Casado	138	46%
Viudo	109	36%
Div/Sep	15	5%
Ns / Nc	0	0%
Sin dato	10	3%
Total	299	100%

Fuente: Tabla maestra

TABLA N.º 4: DISTRIBUCIÓN SEGÚN NIVEL DE ESCOLARIDAD

Escolaridad	f	%
Primaria Completa	80	27%
Primaria Incompleta	180	60%
Secundaria Completa	20	7%
Secundaria Incompleta	8	3%
Terciaria Completa	5	2%
Terciaria Incompleta	1	0%
Universitaria Completa	1	0%
Universitaria Incompleta	0	0%
Ninguno	0	0%
Ns / Nc	0	0%
Sin datos	4	1%
Total	299	100%

Fuente: Tabla maestra

TABLA N.º 5: DISTRIBUCIÓN SEGÚN RESIDENCIA HABITUAL

Residencia	f	%
Casa propia	242	81%
Casa Alquil.	34	11%
Resid.Geriát	3	1%
casa herm	3	1%
casa hijo/a	6	2%
c. prestada	4	1%
s/especif.	4	1%
Sin datos	3	1%
Total	299	100%

Fuente: Tabla maestra

TABLA N.º 6: CÓNYUGE VIVE EN RESIDENCIA GERIÁTRICA

Cónyuge en residencia	f	%
Si	1	33%
No	2	67%
Ns / Nc	0	0%
Total	3	100%

Fuente: Tabla maestra

TABLA N º 7: PERSONAS QUE VIVEN CON EL

Quién vive con el AM?	f	%
Solo	105	35%
Familia	19	6%
Cónyugue./Concubino.	98	33%
Hijos	18	6%
Hermanos	7	2%
Nietos	2	1%
Otros	6	2%
Sin datos	44	15%
Total	299	100%

Fuente: Tabla maestra

TABLA N º 8: TRABAJO REMUNERADO

Trabajo remunerado	f	%
Si	40	13%
No	259	87%
Ns / Nc	0	0%
Total	299	100%

Fuente: Tabla maestra

TABLA N º 9: TIPO DE TRABAJO

Tipo de trabajo	f	%
Independiente	31	77%
Dependiente	7	18%
Sin dato	2	5%
Total	40	100%

Fuente: Tabla maestra

TABLA N º 10: JUBILACIÓN

Jubilación	f	%
Si	250	84%
No	49	16%
Ns/ Nc	0	0%
Total	299	100%

Fuente: Tabla maestra

TABLA N º 11: PENSIÓN

Pensión	f	%
Si	79	26%
No	220	74%
Ns / Nc	0	0%
Total	299	100%

Fuente: Tabla Maestra

TABLA N º 12: NIVEL DE INGRESOS

Ingresos	f	%
$2041 y más	0	0%
$1361-$2040	5	2%
$681-$1360	101	34%
menos de $680	189	63%
Ninguno	0	0%
Ns / Nc	0	0%
Sin datos	4	1%
Total	299	100%

Fuente: Tabla maestra

TABLA N º 13: EXISTENCIA DE AYUDA ANTE ENFERMEDAD - DISCAPACIDAD

Ayuda enfermedad-discapacidad	f	%
Si	278	93%
No	9	3%
Ns / Nc	10	3%
Sin datos	2	1%
Total	299	100%

Fuente: Tabla maestra

TABLA N º 14: TIEMPO DE CUIDADO ANTE ENFERMEDAD – DISCAPACIDAD

Cuidaría de Ud....?	f	%
Indefinidamente	215	72%
Breve tiempo	28	9%
De vez en cuando	22	7%
Ns/Nc	12	4%
Sin datos	22	7%
Total	299	100%

Fuente: Tabla maestra

TABLA N º 15: PERSONAS QUE CUIDARÍAN DEL AM

Quién lo cuidaría?	f	%
Cónyugue/concubino	41	13%
Hijos	128	40%
Nietos	4	1%
Familia	71	22%
Hermanos	26	8%
Sobrinos	15	5%
Otros	17	5%
Nadie	18	6%
Total	320	100%

Fuente: Tabla Maestra

ANEXO 3

ACTIVIDADES BÁSICAS DE LA VIDA DIARIA

TABLA N° 16: PUNTAJE OBTENIDO EN ESCALA DE BARTHEL

Puntaje Escala de Barthel	f	%
Independencia total (100 puntos)	188	63%
Independiente en casi todas las actividades excepto en una sola (98 puntos)	38	13%
Independiente en algunas actividades pero requiere supervisión (80-97 puntos)	52	17%
Independiente en algunas actividades pero requiere diferentes tipos de ayudas (52-79 puntos)	11	4%
Dependendiente en varias actividades (20-51 puntos)	4	1%
Dependiente severo (1-19 puntos)	2	1%
Totalmente dependiente (0 punto)	3	1%
Sin datos	1	0%
Total	299	100%

Fuente: Tabla maestra

TABLA N° 17: ESTADÍSTICOS

N	Válidos	298
	Perdidos	0
Media		94,33
Mediana		100,00
Moda		100
Desv. típica		15,773
Varianza		248,782
Rango		100
Mínimo		0
Máximo		100
Percentiles	25	98,00
	50	100,00
	75	100,00

Fuente: Tabla maestra

TABLA N° 18: DISTRIBUCIÓN SEGÚN EDAD Y NIVEL DE INDEPENDENCIA ALCANZADO EN EL ÍNDICE DE BARTHEL

Edad	f	Independiente	Indep. Parcial	Depend. total
60-64	13	85%	8%	8%
65-69	69	96%	2%	1%
70-74	71	97%	3%	0%
75-79	59	96%	3%	0%
80-84	45	93%	6%	0%
85 y más	35	80%	17%	3%
Sin dato	7			
Total	299			

Fuente: Tabla maestra

TABLA N° 19: DISTRIBUCIÓN SEGÚN SEXO FEMENINO Y NIVEL DE INDEPENDENCIA PARA EL ÍNDICE DE BARTHEL

Distribución según sexo y nivel de independencia	Femeninos		
Puntaje Escala de Barthel	f	%	%a
Independencia total (100 puntos)	106	61%	61%
Independiente en casi todas las actividades excepto en una sola (98 puntos)	23	13%	75%
Independiente en algunas actividades pero requiere supervisión (80-97puntos)	35	20%	95%
Independiente en algunas actividades pero requiere diferentes tipos de ayudas (52-79 puntos)	6	3%	98%
Dependencia en casi todo (20-51 puntos)	1	1%	99%
Dependencia severa (1-19 puntos)	2	1%	100%
Totalmente dependiente (0 puntos)	0		
Sin datos	0		
Totalmente dependiente (0 puntos)	173	100%	

Fuente: Tabla Maestra

TABLA N° 20: DISTRIBUCIÓN SEGÚN SEXO MASCULINO Y NIVEL DE INDEPENDENCIA PARA EL ÍNDICE DE BARTHEL

Distribución según sexo y nivel de independencia	Masculinos		
Puntaje Escala de Barthel	f	%	%a
Independencia total (100 puntos)	82	65%	65%
Independiente en casi todas las actividades excepto en una sola (98 puntos)	15	12%	77%
Independiente en algunas actividades pero requiere supervisión (80-97puntos)	17	13%	91%
Independiente en algunas actividades pero requiere diferentes tipos de ayudas (52-79 puntos)	5	4%	95%
Dependencia en casi todo (20-51 puntos)	3	2%	97%
Dependencia severa (1 -19 puntos)	0		
Totalmente dependiente (0 puntos)	3	2%	99%
Sin datos	1	1%	100%
Totalmente dependiente (0 puntos)	126	100%	

Fuente: Tabla Maestra

ACTIVIDADES DE AUTOCUIDADO

CUIDADOS PERSONALES

TABLA N º 21: HIGIENE PERSONAL

Higiene personal	f	%
Totalmente independiente	283	95%
Requiere alguna ayuda	5	2%
Requiere ayuda en todo	5	2%
Totalmente dependiente	5	2%
Ns / Nc	1	0%
Total	299	100%

Fuente: Entrevista y escala de Barthel

TABLA N º 22: BAÑO PERSONAL

Baño personal	f	%
Totalmente independiente	268	90%
Requiere supervisón	19	6%
Necesita ayuda	5	2%
Totalmente dependiente	6	2%
Ns / Nc	1	0%
Total	299	100%

Fuente: Entrevista y escala de Barthel

TABLA N º 23: VESTIRSE Y DESVESTIRSE

Vestirse y desvestirse	f	%
Totalmente independiente	275	92%
Requiere alguna ayuda	15	5%
Requiere ayuda en todo	2	1%
Totalmente dependiente	6	2%
Ns / Nc	1	0%
Total	299	100%

Fuente: Entrevista y escala de Barthel

TABLA N º 24: CUIDADOS PERSONALES PROPIAMENTE DICHOS

Baño, higiene personal y vestido/desvestido	f	%
Totalmente independiente (20 puntos)	261	87%
Requiere alguna ayuda (11 A 19 puntos)	25	8%
Requiere ayuda en todo (4 a 10 puntos)	6	2%
Totalmente dependiente (0 punto)	7	2%
Total	299	100%

Fuente: Entrevista y escala de Barthel

ALIMENTACIÓN, COMIDA Y MANEJO DE UTENSILIOS

TABLA N º 25: ALIMENTACIÓN

Alimentación	f	%
Totalmente independiente	282	94%
Requiere supervisión	9	3%
Necesita ayuda	2	1%
Totalmente dependiente	5	2%
Ns / Nc	1	0%
Total	299	100%

Fuente: Entrevista y escala de Barthel

CONTINENCIA DE ESFÍNTERES

TABLA N º 26: CONTROL INTESTINAL

Control intestinal	f	%
Totalmente continente	283	95%
Requiere supervisión y ayuda	5	2%
Requiere ayuda en todo	6	2%
Totalmente incontinente	4	1%
Ns / Nc	1	0%
Total	299	100%

Fuente: Entrevista y escala de Barthe

TABLA N º 27: CONTROL VESICAL

Control vesical	f	%
Totalmente continente	281	94%
Requiere supervisión y ayuda	10	3%

Requiere ayuda en todo	3	1%
Totalmente incontinente	4	1%
Ns / Nc	1	0%
Total	299	100%

Fuente: Entrevista y escala de Barthel

TABLA N ° 28: CONTINENCIA DE ESFÍNTERES

Control de esfínteres	f	%
Totalmente continente (20 puntos)	279	93%
Requiere supervisión y/o ayuda (10 a 19 puntos)	12	4%
Requiere ayuda en todo (4a 9 puntos)	3	1%
Totalmente incontinente (0 a 3 puntos)	5	2%
Total	299	100%

Fuente: Entrevista y escala de Barthel

TABLA N ° 29: SUBÍNDICE DE AUTOCUIDADO

Subíndice de autocuidado	f	%
Totalmente independiente (50 puntos)	259	87%
Requiere supervisión o alguna ayuda (26 A 49 puntos)	30	10%
Requiere ayuda en todo (1 a 25 puntos)	6	2%
No participa en las actividades (0 punto)	3	1%
Sin dato	1	0%
Total	299	100%

Fuente: Entrevista y escala de Barthel

MOVILIDAD FUNCIONAL

TABLA N ° 30: SUBIR Y BAJAR ESCALERAS

Subir y bajar escaleras	f	%
Totalmente independiente	192	64%
Requiere supervisión	58	19%
Necesita ayuda en todo	17	6%
Totalmente dependiente	31	10%
Ns / Nc	1	0%
Total	299	100%

Fuente: Entrevista y escala de Barthel

TABLA N° 31: TRANSFERENCIA Y TRASLACIÓN

Transferencia y traslación	f	%
Totalmente independiente	269	90%
Requiere supervisión	16	5%
Requiere ayuda	7	2%
Totalmente dependiente	6	2%
Ns / Nc	1	0%
Total	299	100%

Fuente: Entrevista y escala de Barthel

TABLA N° 32: IR AL BAÑO

Ir al baño	f	%
Totalmente independiente	280	94%
Requiere alguna ayuda	11	4%
Requiere ayuda en todo	3	1%
Totalmente dependiente	4	1%
Ns / Nc	1	0%
Total	299	100%

Fuente: Entrevista y escala de Barthel

TABLA N° 33: DEAMBULACIÓN PEDESTRE

Deambulación pedestre	f	%
Totalmente independiente	262	88%
Requiere supervisión y ayuda	23	8%
Requiere ayuda constante	3	1%
Totalmente dependiente	10	3%
Ns / Nc	1	0%
Total	299	100%

Fuente: Entrevista y escala de Barthel

TABLA N° 34: DEAMBULACIÓN EN SILLA DE RUEDAS

Deambulación silla de ruedas	f	%
Totalmente independiente	3	30%
Requiere ayuda constante	1	10%
Totalmente dependiente	3	30%
Postrado en cama	3	30%
Total	10	100%

Fuente: Entrevista y escala de Barthel

TABLA N° 35: MOVILIDAD FUNCIONAL

Movilidad Funcional	f	%
Totalmente independiente (50 puntos)	190	64%
Requiere supervisión y ayuda (27 a 49 puntos)	76	25%
Requiere ayuda en todo (2 a 26 puntos)	30	10%
Totalmente dependiente (0 punto)	3	1%
Total	299	100%

Fuente: Entrevista y escala de Barthel

ACTIVIDADES INSTRUMENTALES DE LA VIDA DIARIA

TABLA N° 36: PUNTAJE OBTENIDO EN ESCALA DE LAWTON

Puntaje para escala de Lawton	f	%
Es capaz y realiza las AIVD	175	59%
Es capaz pero no las realiza	16	5%
Tiene dificultades mínimas para realizar sus AIVD	65	22%
Tiene dificultades severas para realizar sus AIVD	22	7%
Es capaz de realizar sólo actividades de organización del hogar	4	1%
Es incapaz de realizar AIVD	16	5%
No contesta	1	0%
Total	299	100%

Fuente: Entrevista y escala de Lawton

USO DE LOS MEDIOS DE COMUNICACIÓN (TELÉFONO)

TABLA N° 37: USO DEL TELÉFONO

Uso del teléfono	f	%
Tiene capacidad y realiza la actividad	252	84%
Tiene capacidad y no realiza la actividad	16	5%
Tiene dificultades pero realiza la actividad	7	2%
No realiza la actividad	23	8%
No contesta	1	0%
Total	299	100%

Fuente: Entrevista y escala de Lawton

TABLA N° 38: CAPACIDAD PARA IR DE COMPRAS

Ir de compras	f	%
Tiene capacidad y realiza la actividad	250	84%
Tiene capacidad y no realiza la actividad	6	2%
Tiene dificultades pero realiza la actividad	10	3%
No realiza la actividad	24	8%
No contesta	9	3%
Total	299	100%

Fuente: Entrevista y escala de Barthel

TABLA N° 39: CAPACIDAD PARA EL MANEJO DE LAS FINANZAS

Manejo de finanzas	f	%
Tiene capacidad y realiza la actividad	246	82%
Tiene capacidad y no realiza la actividad	0	0%
Tiene dificultades pero realiza la actividad	27	9%
No realiza la actividad	23	8%
No contesta	3	1%
Total	299	100%

Fuente: Entrevista y escala de Lawton

MANTENIMIENTO Y ORGANIZACIÓN DEL HOGAR

TABLA N° 40: PREPARACIÓN DE COMIDAS

Preparación de comida	f	%
Tiene capacidad y realiza la actividad	231	77%
Tiene capacidad y no realiza la actividad	11	4%
Tiene dificultades pero realiza la actividad	16	5%
No realiza la actividad	30	10%
No contesta	11	4%
Total	299	100%

Fuente: Entrevista y escala de Lawton

TABLA N° 41: CAPACIDAD PARA EL LAVADO DE ROPA

Lavado de ropa	f	%
Tiene capacidad y realiza la actividad	234	78%
Tiene capacidad y no realiza la actividad	12	4%
Tiene dificultades pero realiza la actividad	0	0%
No realiza la actividad	42	14%
No contesta	11	4%
Total	299	100%

Fuente: Entrevista y escala de Lawton

TABLA N° 42: CAPACIDAD PARA EL CUIDADO DE LA CASA

Cuidado de la casa	f	%
Tiene capacidad y realiza la actividad	229	77%
Tiene capacidad y no realiza la actividad	8	3%
Tiene dificultades pero realiza la actividad	29	10%
No realiza la actividad	26	9%
No contesta	7	2%
Total	299	100%

Fuente: Entrevista y escala de Lawton

RESPONSABILIDADES ESPECIALES

TABLA N ° 43: RESPONSABILIDAD EN EL MANEJO DE LA MEDICACIÓN

Manejo de la medicación	f	%
Tiene capacidad y realiza la actividad	269	90%
Tiene capacidad y no realiza la actividad	0	0%
Tiene dificultades pero realiza la actividad	10	3%
No realiza la actividad	16	5%
No contesta	4	1%
Total	299	100%

Fuente: Entrevista y escala de Lawton

MOVILIDAD EN LA COMUNIDAD

TABLA N ° 44: USO DE MEDIOS DE TRANSPORTE

Uso medios de transporte	f	%
Tiene capacidad y realiza la actividad	208	70%
Tiene capacidad y no realiza la actividad	3	1%
Tiene dificultades pero realiza la actividad	73	24%
No realiza la actividad	11	4%
No contesta	4	1%
Total	299	100%

Fuente: Entrevista y escala de Lawton

ANEXO 4

CAPACIDADES COGNOSCITIVAS

ORIENTACIÓN

TABLA N º 45: ORIENTACIÓN TEMPORAL

Categorías	F	%
Orientados	182	61%
Poco orientados	95	32%
Desorientados	4	1%
Ns / Nc	18	6%
Total	299	100%

Fuente: Miniexamen cognoscitivo (Lobo y cols)

TABLA N º 46: ORIENTACIÓN ESPACIAL

Categorías	f	%
Orientados	262	88%
Poco orientados	16	5%
Desorientados	4	1%
Ns / Nc	17	6%
Total	299	100%

Fuente: Miniexamen cognoscitivo (Lobo y cols)

TABLA N º 47: FIJACIÓN

Categorías	f	%
Fijan	278	93%
Fijan poco	7	2%
No fijan	4	1%
Ns / Nc	10	3%
Total	299	100%

Fuente: Miniexamen cognoscitivo (Lobo y cols)

CÁLCULO Y CONCENTRACIÓN

TABLA N º 48: GENERAR LÓGICA

Categorías	f	%
Genera Lógica y se conc.	178	60%
Genera Lógica y se descon.	52	17%
No sigue lógica	18	6%
Ns / Nc	51	17%
TOTAL	299	100%

Fuente: Miniexamen cognoscitivo (Lobo y cols)

TABLA N º 49: REPETICIÓN DE SECUENCIA NUMÉRICA

Categorías	f	%
Repite la secuencia	209	70%
Repite la secuencia c/dif.	26	9%
No repite la secuencia	21	7%
Ns / Nc	43	14%
Total	299	100%

Fuente: Miniexamen cognoscitivo (Lobo y cols)

MEMORIA

TABLA N º 50: RECUERDAN

Categorías	f	%
Recuerdan	104	35%
Recuerdan Poco	59	20%
No recuerdan	27	9%
Ns / Nc	109	36%
Total	299	100%

Fuente: Miniexamen cognoscitivo (Lobo y cols)

LENGUAJE Y CONSTRUCCIÓN

TABLA N º 51: NOMBRAR OBJETOS

Categorías	f	%
Nombra Objeto	277	93%
No nombra objeto	0	0%
Ns / Nc	22	7%
Total	299	100%

Fuente: Miniexamen cognoscitivo (Lobo y cols)

TABLA N º 52: CONSTRUCCIÓN DE CLASES

Caregorías	f	%
Construye Clases	264	88%
No construye Clases	11	4%
Ns / Nc	24	8%
Total	299	100%

Fuente: Miniexamen cognoscitivo (Lobo y cols)

TABLA N º 53: REPETICIÓN DE FRASES

Categorías	f	%
Repite Frase	256	86%
No repite la Frase	16	5%
Ns / Nc	27	9%
Total	299	100%

Fuente: Miniexamen cognoscitivo (Lobo y cols)

TABLA N º 54: SEGUIR SECUENCIA DE ÓRDENES

Categorías	f	%
Sigue sec. de órdenes	221	74%
No sigue sec. de órdenes	37	12%
Ns / Nc	48	16%
Total	299	100%

Fuente: Miniexamen cognoscitivo (Lobo y cols)

TABLA N° 55: LO QUE LEE

Categorías	f	%
Lee orden y lo hace	204	68%
No lee y no lo hace	69	23%
Ns / Nc	26	9%
Total	299	100%

Fuente: Miniexamen cognoscitivo (Lobo y cols)

TABLA N° 56: CONSTRUCCIÓN DE ORACIONES

Categorías	f	%
Contruye Oración	36	12%
Escribe Palabras sueltas	141	47%
No escribe por dif. Sensomotor	49	16%
Ns / Nc	73	24%
Total	299	100

Fuente: Miniexamen cognoscitivo (Lobo y cols)

TABLA N° 57: CONSTRUCCIÓN ESPACIAL

Categorías	f	%
Realiza Dibujo	186	62%
Realiza Dibujo con dificultad	29	10%
No dibuja por dificultad	35	12%
Ns / Nc	49	16%
Total	299	100%

Fuente: Miniexamen cognoscitivo (Lobo y cols)

ANEXO 5

APOYO SOCIAL

TABLA N º 58: PERCEPCIÓN DE APOYO FAMILIAR

Percepción de Apoyo Familiar	f	%
1. Nunca	19	7%
2. A veces	33	11%
3. Casi siempre	18	6%
4. Siempre	222	76%
Total	292	100

Fuente: Tabla maestra

TABLA N º 59: PERCEPCIÓN DE APOYO DE AMIGOS

Percepción de Apoyo de Amigos	f	%
1. Nunca	38	13%
2. A veces	54	18%
3. Casi siempre	33	12%
4. Siempre	156	53%
5. Ns/Nc	11	4%
Total	292	100

Fuente: Tabla maestra

TABLA N º 60: PERCEPCIÓN DE APOYO PERSONAS ESPECIALES

Percepción de Apoyo de Persona Especial	f	%
1. Nunca	44	15%
2. A veces	39	13%
3. Casi siempre	27	9%
4. Siempre	173	59%
5. Ns/Nc	9	3%
Total	292	100%

Fuente: Tabla maestra

TABLA N º 61: PERCEPCIÓN DE NO POSEER APOYO SOCIAL

Percepción de no poseer Apoyo Social	f	%
1. Familia	19	19%
2. Amigos	38	38%
3. Persona especial	44	44%
Total	101	100

Fuente: Tabla maestra

TABLA N º 62: PERCEPCIÓN DE APOYO SOCIAL A VECES

Percepción de Apoyo Social a veces	f	%
1. Familia	33	26%
2. Amigos	54	43%
3. Persona especial	39	31%
Total	126	100

Fuente: Tabla maestra

TABLA N º 63: PERCEPCIÓN DE APOYO SOCIAL CASI SIEMPRE

Percepción de Apoyo Social casi siempre	f	%
1. Familia	18	23%
2. Amigos	33	42%
3. Persona especial	27	35%
Total	78	100

Fuente: Tabla maestra

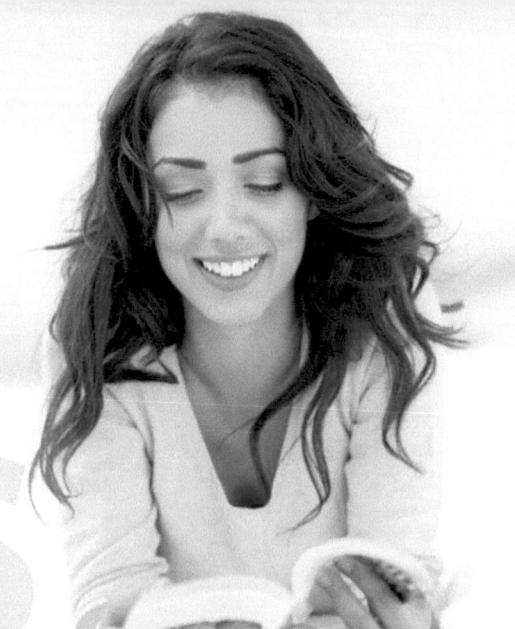

i want morebooks!

Buy your books fast and straightforward online - at one of world's fastest growing online book stores! Free-of-charge shipping and environmentally sound due to Print-on-Demand technologies.

Buy your books online at
www.get-morebooks.com

¡Compre sus libros rápido y directo en internet – en una de las librerías en línea con más crecimiento acelerado en el mundo! Envío sin cargo y producción que protege el medio ambiente a través de las tecnologías de impresión bajo demanda.

Compre sus libros online en
www.morebooks.es

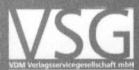

VDM Verlagsservicegesellschaft mbH
Dudweiler Landstr. 99
D - 66123 Saarbrücken

Telefon: +49 681 3720 174
Telefax: +49 681 3720 1749

info@vdm-vsg.de
www.vdm-vsg.de

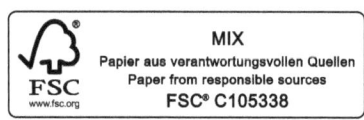

Printed by Books on Demand GmbH, Norderstedt / Germany